BOOK

新自然主義

新自然主義

流體太極

長壽又健康的真髓：身心靈魂調和

台灣駐日大使
謝長廷

日本醫學博士
周東寬 合著

鄧淑晶 譯

目錄

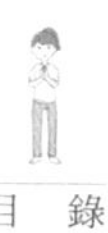

謝長廷的健康錦囊

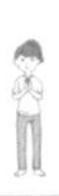

第3章 以取得全身平衡的醫療為目標 文・周東寬

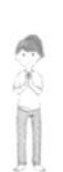

周東醫師的健康錦囊

流體太極

流體太極
分解動作

岩盤浴
說明

流體太極
示範影片

自製甘斯

波浪手
示範影片

流體太極
緣起

水母手
示範影片

〈中文版序〉

「流體太極」讓身體恢復生命的流動

日本已經進入人生百年的時代，高齡人口逐漸增加，大家對養生也特別重視。我自己在十多年前，因為身體過勞生病的教訓，讓我投入很多的時間跟精力，來探究養生的問題跟生命的奧妙。

這本書日文原名為《健康的真髓》，是我在日本認識周東醫師之後，常常討論、交換養生經驗的一個記錄。周東醫師和日本很多醫生一樣，雖是西醫但兼有漢醫療法的知識；而我因為家族的淵源，自小耳濡目染漢醫療法，所以談起來特別暢快，內容無所不談，從量子物理、等離子、甘斯到靈識覺知等。不過醫療部分涉及專業，有時不免有膚

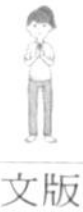

淺之處，特別感謝周東醫師隨時提供意見、補充跟訂正。

這裡面主要介紹的是「流體太極」，這倒是我自創，也有商標登記。我是融合街舞和太極的原理而創，兼具韻律、拉筋以及有氧等功能，漸漸隨著打的時間長，我發現也可以進入「禪境」，是很好培養「覺知」的一個功法，自己本身受益良多。

這套「流體太極」雖是融合街舞以及太極拳的原理而來，但已從拳架套路中解放，並不是攻擊防禦的拳術，而是依照個人身體狀況而動，將身體「腦化」，綿綿不絕如行雲流水，隨興自然。每個人因個性、身體狀態不同，打起來也不太一樣，即便是同一個人打，隨著當時的身心變化，不同時間打起來也不一樣。

我有一次在臉書發表「流體太極」的影片，觸及人數竟然達六十二萬五千人，這給我很大鼓勵，藉

看流體太極影片

由中文版的出版，與台灣讀者分享，讓更多人能夠透過這套功法，讓累積在身體的一些壓力、病痛可以解放，讓身體恢復生命的流動，達到自我修復、療癒的狀態，同時也能更進一步進入覺知的「禪境」。

台灣駐日大使

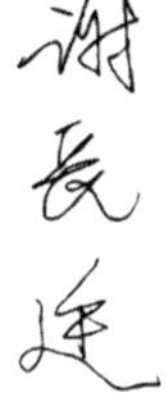

〈引　言〉

謝長廷

台灣是我土生土長的地方。

至於日本呢？可說是我的第二故鄉吧！

在台灣從事政治以來約有半個世紀，在這半世紀中有的理想已經實現，有的理想還待完成。其中被指派來擔任駐日大使乙事，對我而言可是未納入人生計劃表中的一件大事。

記憶中的日本生活，印象最深刻的是充滿夢想、希望、我行我素、不知天高地厚的年輕、青澀的青春時代。不是去學校做研究、和友人們出遊，就是忙於打工和友人們高談闊論等等，每天的生活都

過著相當充實。

時光流逝，二〇一六年來日擔任駐日大使，又有不少新的機遇，其中值得一提的是認識周東寬先生。周東先生是位積極向上、多才多藝的醫師，日本與台灣的醫療界有很多他的醫療報導、專訪，市面上也有很多他撰寫的健康書籍，深信各位讀者可從本書感受到他的活躍和不斷追求新知的活力。

我非常高興能認識周東醫師，避開台日外交關係，甚至是台灣未來等等與工作有關話題外，在健康與靈魂方面的探討，話夾子一打開，我們是無所不談的朋友。

對在有中醫血統世家長大的我來說，如何能打造健康、如何能實現「身」、「心」、「靈」調和的狀態、如何能不斷淬煉身心等等，都是我人生的主題。從年輕時起就一直對「身」、「心」、「靈」調和有著高度的興趣，也曾嚮往過著修行生活。

這次，通過與周東醫師的對談以及本書的出版，有機會重新審視從年輕以來的想法（詳細請參照第一章）。除外，在對談中毫無拘束的講講我對健康的想法，這種機會真令我喜出望外（第二章我執筆，第三章由周東醫師執筆）。

最後衷心地感謝支持我的家人及周遭友人們，包括周東醫師在內。

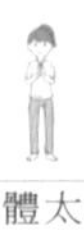

1

在長壽社會重新定義「健康」

【對談】

身心靈都取得均衡狀態，才是真正的健康

周東寬（以下省略為周東）

能有和謝大使談談健康方面的機會，可說是實現了夢寐以求的願望。為了延長健康壽命，「健康情報管理」的提高，變得越來越需要了。大使一邊置身於政界上，一邊在健康方面的知識如此宏博，這是否是受到您漢醫醫生父親的影響呢？

謝長廷（以下省略為謝）

應該有吧。我雖然沒有正式學習過漢醫，但受到父親的影響，所以從小就受到漢醫的觀念薰陶，對於健康的維持，始終相當的重視。漢醫認為，人體自身以及人體與自然界都是不可分割的整體，因此包括人體與自然界的相互關

係、人體的健康、人體的結構，以及人體變化和自然變化的相互關係等，彼此之間都有關聯。

周東　培養和提高自然免疫力，同時維持體內平衡、讓身體在安定的狀態下保持有秩序的運作，是非常重要的養身工作。

謝　漢醫與現代醫學、西洋醫學之間，存在著很大的差異。以胃痛為例，漢醫認為「胃痛」的原因，並不單只是胃本身的問題，因為人體是一個不可分割的整體，所以不僅在功能上會相互協調、互為補充，在病理上也相互影響，所以要改善胃痛，整個身體的狀況都必須加以掌握才行。

周東　也就是說不僅要治療不好的部位，也要顧及身體全體。

謝　人類的肉體上是由超過六十兆個細胞所構成的。周東先生您是健康的專家、不用我說您是相當了解的。這些細胞彼此之間環環相扣，因此才構成我們的身體，倘若只由其中一部分來看身體或健康的話，我認為本質上就不符合身體及健康的原理。

周東 以胃痛為例，要讓胃恢復良好狀況，身體內的五臟六腑（所有內臟）都必須一併調整至正常狀態。

謝 真正的健康並不僅侷限於肉體，而是身、心、靈全都得取得均衡狀態，所以想要健康，環境、精神壓力等也都要調整到均衡狀態才行。

周東 正如您所說。我們的身體，只要在自律神經和激素荷爾蒙的良好控制下就能提高免疫力，而要達到這個目的，運動、飲食、精神壓力等環境的影響，就無法避而不談，因為要讓細胞健全地起作用，細胞和全部關聯的要素維持好

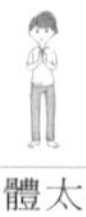

關聯，是不可或缺的。

▼個人內外條件不同，症狀相同，治療也會不同

謝　人類的身體結構是非常精密的。然而，對待這樣精密的身體結構，我至今尚未找到一本詳細且易懂的身體解說書，能讓我們像購買電腦一樣，透過使用說明書就能確實掌握電腦的使用方式以及處理故障等突發狀況的方法。

因此，從經驗上把握自己身體的狀態，或者向醫生等專家學習取經，實在有其必要性。

周東　當然，每個人的體質、所處的環境、日常的生活習慣等皆不相同，無法一概而論，因此即使是相同症狀，其治療方法也會隨之改變。

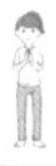

謝

如同周東醫師常說：「自己的健康要靠自己守護，所以，具有自己來照顧保養的想法才是最重要的。」然而現代人身處於繁忙的步調、壓力處處皆是的生活中，設法讓精神得到平靜自在，實在有其必要，此時周東醫師提倡的卡拉OK，我認為對身心的健康就有不錯的效用。

心的健康是指積極向上、樂觀進取的正面想法。身體的六十兆個細胞，每個細胞裡都涵蓋著精神面的東西，也就是說每個細胞和這個人的心態有所關聯。

▼安定的心，是支持健康的要素

周東　然而無論個人的差異如何，使心安定是很重要，因為優雅又強而有力的「心」，是支持健康的基本要素，只要能保持內心不緊張、不焦慮，讓身體的細胞安靜，如此一來自律神經就不會失調。

謝 現在人大多身處於步調繁忙、壓力處處皆是的生活，設法讓精神得到平靜自在，實在有其必要。

周東 置身於安靜的環境下是十分重要的，遺憾的是，我們往往無法時時刻刻選擇自己想要的環境。

大使每天工作忙碌，精神相當緊繃，在日本為國人打拼，也在多事多端的政治界裡交涉並處理各式各樣的事情。像您這樣忙碌的話，很多人一定感到相當煩燥、精神不穩定。像這種情況在某一定程度上是可以理解的，但有些人即使如此忙碌也經常帶著笑臉，沉著穩重日理萬機。我認為大使您就是這種人吧！

謝 希望如此（笑）。為此，我時常自我提醒，不論是忙碌或是困難的的時候，心裡一定都要能維持平穩。

也常常參考佛教和道學的教誨，像是日本有句話叫做「清忙成養（忙は養を成す）」其意思是指，心靈清新、不致煩躁焦慮程度的忙碌，是對養生有所幫助的。

謝長廷
健康錦囊

讓心恢復寧靜的方法：深呼吸、關注自己、活在當下

現代人生活壓力大，精神緊張，很容易引致焦慮、失眠、情緒問題等，心靈失衡了，身體自然也會出狀況，怎麼做才能讓心恢復寧靜呢？佛家常說：「佛法八萬四千門，條條教義度行人。」意思就是修佛有八萬四千種法門，門門皆可成佛，無論是愚拙還是敏慧，各有其門而入。

我以前大學時代就對修行很有興趣，佛家、道家都有所接觸。當時最美的夢就是有天去喜馬拉雅山修行，住山洞裡，靜心探討生命之謎。後來從政，擔任立法委員時，轉念一想，若帶著一顆掙扎的心，到了喜馬拉雅山，也一樣是掙扎；倘若有心修行，即使身處立法院，也能把立法院當作「國會道場」持續修行。

時至今日，我試過了很多修行方法，像是冥想、靜坐、法鼓山的默照禪法，到現在的流體太極等等，我發現這些修行方法的本質都是「關注」。由此可見，讓心恢復寧靜的方法，無論宗教信

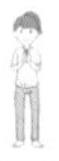

仰，也無論修行與否，最根本的原理其實是相通的，因此當你覺得焦慮、緊繃時，建議你不妨試試以下方式，來幫助靜心：

①深呼吸幾下

當你做深呼吸時，吸氣和吐氣的頻率變慢，除了可以抑制交感神經的亢奮，也能強化副交感神經的作用，達到消除焦慮，讓身心靜下來的效果。

②關注（觀照）自己

深呼吸幾下之後，你可以開始關注自己，像是觀察自己的呼吸，或觀察全身的感受，關注的過程中，注意不要去思考、判斷，只要去「感覺（覺知）」就好。

③製造自己的心咒

假如在「關注自己」時，思想仍不受控制的亂跑，這時不妨「製造自己的心咒」，例如在深呼吸時，一邊在心裡專注唸著蘋果、蘋果，長期下來就會產生制約反應，這「蘋果」就成了你的咒語，一唸心就能平靜，佛家的佛號、心咒，用的就是這原理。

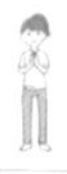

以我自己的狀況來說，我的心咒就是「活在當下」，不要去雜念。因為思想會消耗能量，就像燈泡，如果腦子裡一直想一直想，身體當然很容易沒電，相對地若不去想、沒有雜念，能量就能蓄積起來，所以當我很忙、很累的時候，常用這個方法來恢復精神。

吐納法也有類似的效果，吐納法雖然也是種呼吸法，不過和深呼吸不同，它是一種逆腹式呼吸，吸氣時緩緩由鼻子自外界吸入新鮮空氣至胸腔，吐氣時收小腹將腹部濁氣擠出胸腔，同時感覺像有個東西沉入丹田，大約二十下就可恢復精神。

此外，身心的疲憊，往往是因為我們沒有「活在當下」。所謂的「活在當下」，指的是傾生命之力去活在一瞬間，讓自己能在「喝茶時喝茶，吃飯時吃飯」。聽起來很簡單，實際上卻是最基本也最艱難的修行，因為大多數人的現在都和過去、未來在糾纏。

所以這一刻雖在吃飯，想的卻可能是昨天發生的事，或明天預定的行程、計畫，就像用了雙輸出甚至多輸出的行動電源，很快就會沒電，自然容易感到疲憊。假如當中還有事「過不去」，耗能更大，快速耗電甚至會造成身心損害。

所以說，「活在當下」不僅是佛家的修行方式，更是維護身心靈健康的重要法門。

那麼該怎麼做，才能幫助我們「活在當下」呢？其實最簡單的方法，就是先把注意力拉回「身體的感覺」，也就是我先前講的「關注自己」，專心關注自己身體感受的此刻，我們也就回到了當下。

同時，也可以透過「自己的心咒」來自我訓練，像我每天早上起床都會跟自己說：「今天又是全新的一天！」這樣的方法雖然有些刻意，卻有自我暗示的效果，久而久之就能產生制約反應，以後每天起床就能重新回到當下，感覺自己是全新的，喜悅也就跟著來了。

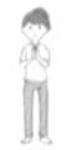

漢醫在「根本治療」上略勝一籌

周東 大使對漢醫有一定的認識與想法、不知道對西洋醫學有何看法？

謝 我認為西洋醫學與傳統漢醫，在健康維護上扮演不同的角色，比方說在生病的時候，透過西洋醫學的科學方法，進行血液或尿液等檢驗便是有必要的。

只是站在根本治療的觀點上，我認為傳統漢醫在理論上略勝一籌，為什麼呢？我們都知道，傳統漢醫的問診方式，是根據經驗以切按脈搏、觀察舌苔等方式進行診療，而這樣的方式，需要觀察身體的每個部位，同時再根據過去的經驗，才能判斷身體是否有異樣，因此更能根本治療。

就拿高血壓病來說，西洋醫學的治療方式，是使用藥物努力地把血壓值降低，但傳統漢醫則是認為，想要從根本改善高血壓問題，就應該從根本去探討為什麼血壓數值會飆高？是因為睡眠不足或壓力負荷過多而引起血壓升高，還是腎臟出現了狀況等等。

而這個理論想法，正與我先前所提到的漢醫整體觀有關，人體好比交響樂團，每個樂器雖然都相當重要，但即使每個樂器都演奏良好，也未必就能演奏出悅耳的音樂，所有樂器彼此之間還必須合音合得很好，才能奏出動聽的音色，帶給聽眾美好的音樂。

周東

我認為想要維持健康，身體每個細胞的波長就一定要吻合，就像是交響團，我們不妨把人體的六十兆個細胞想像成交響樂團中的一項樂器，所有樂器若彼此都能互相和音，所演奏出來的音樂就相當好聽。

換句話說，從細胞衍生到肝臟、胰臟、腎臟、肺臟、心臟等身體各部位，若能取得平衡的話，那才可以說是真正的健康。

不過由於大部分的漢醫治療要能顯現效果，往往要花上好長一段時間，這正是漢醫的難處，畢竟對現代的患者而言，眼睛可以馬上看得到、能快速地獲得效果，治療又不要花太多時間的話，那是最好的。

周東醫師是橫跨西洋醫學、東洋醫學和漢醫的門檻，替人們的健康把關。

謝

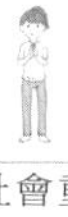

▼不良生活環境與習慣，是疾病的根源

周東　正如大使所言，漢醫考慮的是五臟六腑的調和，西洋醫學講究科學的理論根據，兩者各有千秋。

事實上，在我過往的著作中，就常強調精神壓力、環境問題、缺乏睡眠、缺乏運動等生活上的習慣與健康的相互關係。如今，西洋醫學也開始提出來了。

我認為，若是把疾病當做河川的中游或下游所出現的現象，那麼生活環境與習慣就是上游，上游不弄清潔、乾淨的話，下游的汙染就無法削減，也就是說，不改善生活環境與習慣的話，健康上的問題就無法改善。

謝　對、就是那樣。河川上游要維持乾淨、良好的狀態是十分重要的。

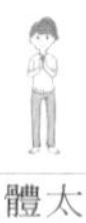

周東　考量這個人的生活環境等等作為前提，之後我認為西洋醫學和東洋醫學相互配合是有其必要性的。實際上，在日本、在世界各國也開始注重生活習慣病了。

我所致力的診療方式，會採取健康維持和治療兩方面同時並進，由於這樣的方式與一般傳統西醫不同，因此我將它稱為「發病預防醫學」，現在想來，它說不定就是東洋醫學和西洋醫學的中間的醫療。

謝　希望像周東先生想法的醫生能增多一點。

周東　西洋醫學也好，東洋醫學也好，能真正解決患者的問題、維護人們的健康，才是最重要的。特別是化學物質對健康的影響，往往會造成我所謂的「生活環境病」，對健康的影響非常大，所以這個問題已開始受到重視，我希望透過書籍來提出我的建議。

積極樂觀的想法正是長壽的基本

謝

隨著科學持續不斷地進步，有關人的意識解析也越來越深入，而我認為身體細胞也會受到意識，也就是「心」所影響，譬如一有「好想死」、「一死了之」、「沒有前途了，沒有好光景了」、「世界末日到了！已經結束了！人生已經完蛋了！」等想法時，細胞聽到負面消極的心聲，便會丟失了正常的精力，健康也會因此受到損害。

相反地，如果抱有「自己還有相當的機會」、「還有尚未完成的任務，絕對要完成」等向前看的積極態度，細胞也會因此作出反應，使人看起來精神奕奕。像周東醫師，就有卡拉OK、書法、油畫等多采多姿的愛好，每個愛好都能展現出其才華，每天都過得非常有樂趣，真令人羨慕。

周東　哪裡哪裡，並沒有像大使所言的那麼好，我喜歡唱歌，繪畫和寫作，也常鼓勵我的患者去嘗試這些活動，由於患者都會很開心，所以我覺得那些愛好肯定會有一定的功效，像是卡拉OK對健康的效果，目前研究正在取得進展。

謝　二十種眾所周知的養生法（見第七十四頁），其中，唱歌和舞蹈都有被提到了。

周東　我常對患者說：「請把身上的每個細胞都當作一個人，而

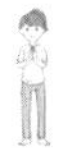

這些人的政府就是大腦。」如果政府有活力的話，國家和國民就會變得積極向上，大腦與身體和細胞之間的關係也是如此，經常性的負面思考，會使身體自律神經變得不穩定，惡性激素增加，使細胞進入壓力狀態，但只要能避免負面思考，身體和細胞的狀況自然也會變好。

腦在想的、在考慮的，無論是意識還是潛意識，無論是直接還是間接，全部都會影響身體的功能。這個說法聽起來或許有些玄妙，但事實上很多人應該都有類似的經驗，譬如想吃或不想吃的念頭，其實正是由身體反應給大腦的，所以相反地，「想死」、「不想活了」等否定負面思考，也一樣會影響身體狀況，即使不是立即出現，長期下來勢必還是會使身體出現不適，甚至導致疾病。

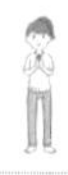

周東 是的，是那樣。負面思考造成身體自律神經變得不穩定，惡性激素增加。為此，細胞就會變成進入壓力狀態。

這種情況在我的患者中其實並不少見，以患者A先生為例，在被介紹到我的醫院就診前，A先生在癌症的專業機構受到了餘生宣判，當時的醫師告訴他：「已經無法痊癒，所以不需要再來醫院了，生命大概只剩三個月的時間吧！」聽到醫師這麼說，A先生當然受到嚴重打擊，因為心情低落，免疫力也變得很差，後來被介紹到我的醫院。

醫生不是神，所以我認為不宜判斷一個人壽命的長短。被醫生說了這些話後，誰都心情低落，免疫力漸漸降低。我們告訴他：「你絕對不要緊的，一起努力吧！」結果經人這麼一說，A先生好像看見生存之光似的，從那天開始

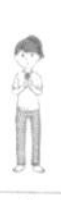

一點點變好，不久之後就變得有精神又有活力。

癌細胞最喜歡常煩惱且心情低落的人，因為心情低落會使呼吸變得很淺、很弱，讓吸進身體的氧氣隨之減少，而且還會使食慾變差，影響營養狀態，等體力一掉下來，免疫力降低，癌細胞就可隨心所欲，想做什麼就做什麼，愈來愈活潑。

▼心存希望，提升身體自癒力

相反的，當患者內心裡存著希望，就不會啟動這樣的負面循環，可保持甚至可提高免疫力，癌細胞也就沒有機會活躍。

當然，無論怎我麼說「沒問題」，還得患者要能當真並相信，也就是本人若沒有積極的心情面對，治療的效果就不會出來。很多人聽到「心存希望，連癌症都能治療！」往往會覺得不可置信，事實上過去有許多剛進我醫院工作的一些護士也都認為：病人在癌症的專門機構都沒辦法痊癒了，更何況來我們這種鄉下的醫院，怎可能治好呢？結果事實證實並非如此！

人類因「心」而能生存下去，身體細胞裡也有一顆心，當被鼓勵湧上希望時，不僅免疫力增強，身體自然療癒的能力也會提升，包括癌症等身體不適與病症，都可能得到舒緩甚至消失。

因為在我的醫院工作的工作人員都常常目睹這種情況，所以每個人都相信並且發自內心地告訴患者。在這之後患者也變得安心而且能夠凡事向前看了。

謝 在醫學研究中，已證實有所謂的安慰劑效應（又稱偽藥效果），也就是讓患者服用不含有效成分的粉末和藥丸，但由於患者以為服用的是有效的藥物，而得到了和實際服藥治療一樣的效果，這正是心理影響生理最典型的範例。

▼波動與氣功，也有提高自癒能力的效果

周東 舉例來說，即使是仁丹，只要本人認為是藥，喝下去就會有效果。還有，波動和氣功的力量說來就與此效果很相近。舉例來說，聽說氣功的老師是一位名師，我們去學氣功後，好像身體就有所好轉，因為「相信」本身有助於效果的顯現。

謝 關於這樣的事，科學式的研究也漸漸地開始了。實驗無法證明的東西不叫做科學，但對已經患病的人來說，無法等到科學的證明這也是另一面的事實。

周東 雖然當中的作用機轉，目前尚無法用科學方法來證明，但透過經驗得以知道，這麼做的效果的確是無庸置疑的。

譬如，相信某事，可以得到安心，因而造成免疫力提高等都一一被證明了。我想這就是「幸福荷爾蒙」活化起來所致吧！

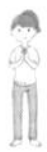

追求生命和追求健康不同

謝 所謂的生命到底是什麼呢？從物質（元素）層面來看，生者的肌肉和死者的肌肉並沒有變化，也都含有磷、油脂和鈣，所以生者和死者就物質（元素）層面來說並無不同，所以我認為，生命其實是磁場相應變化的一種狀態，肉眼看不見，但卻確實存在著。

周東 謝大使在台灣通過檢察官和律師的司法考試後，來到京都大學學習法律與政治，之後就踏入了政治的世界。以專門的視點角度來看，現在您是進入健康和生命完全不同的世界。即便如此，所謂生命是指什麼、健康是什麼事情，您邊觀察邊深深思考人類的生存方式。您一直關心著這些問題嗎？

謝

我自己從大學就時常在思考這些生命議題，因而對瑜伽、冥想相當熟悉，也對佛教、道教、印度的超越冥想非常有興趣。在佛教的理論裡，比起我們的肉體，對生命的領悟是最重要的，相較之下，道教則較注重肉體的長生，各個派別有各個的想法，我也無法斷言到底哪一個正確。

不過，我認為各個派別都有其道理，不妨擷取我們自己相應的部分，或直覺認為有效的部分就好。

我自己本身認為身體也很重要。比如說佛教認為「開悟」很重要，但若沒有強壯的身體，往往就沒辦法維持到證悟的時刻。這點我對道教的長生不老的想法就有同感。

周東

大使實踐了很多的健康方法，也對自己的身體狀況很有把握、掌控得很好。在繁忙的每天，擔任重責的職位，為了

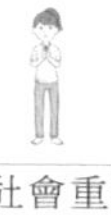

達成使命，那是非常重要的一件事情。

謝

以我自己的狀況為例，進入政界以後，每天都忙得昏頭轉向，每天都感到很大的壓力，身體也因而承受不起，變得相當衰弱，二〇〇八年總統選舉的時候，健康狀況更是完全垮台。有過這次經驗，之後我就重新注意身體的調養與保健。

當時拜讀了許多周東醫師所寫的書，書中所傳達的健康管理和身心醫學概念，對健康的改善的確有相當的幫助。

周東

謝謝大使的誇獎。能和大使這樣親近的談話，這要感謝我寫的健康書籍為我們牽緣。的確，我是在琦玉縣的華僑總會裡初次和大使見面，在那時候大使就已經知道我有出書這件事。當時我一聽就非常感動，那時和大使深談之後了解大使對健康、生命有很廣泛的認識以及深度的想法，對此我非常的驚訝及感動。

謝長廷健康錦囊

了解自己的身體，重新建構自己的健康

雖然一直都很重視健康的維持，但是在總統大選時，健康還是亮起紅燈。當時因為選舉正在進行中，外界也對我的健康狀況起了諸多揣測，中風的說法、跌倒傷到脊椎的說法都有，但事實上因為沒有檢查，我也不知道身體發生了什麼事。

但是在選舉之後，我認真檢討過去十年間，包含高雄市長六年任期，其中包含初次參選以及連任，而後到行政院，行政院長職務是高壓力又忙碌的工作，緊接著投入總統大選初選、大選……。我將過去生活中的健康因素都一一盤點，然後開始透過一項一項的身體檢查指標，花了一兩年的時間。

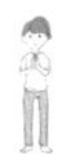

當時檢查下來發現血管不健康，有硬化，鈣化傾向，血管之外心臟、腎臟、胃的檢查數據也都很不好看，骨密度檢查T值已經達到負二點三，在骨質疏鬆邊緣。但這樣的檢查整理很重要，很認真地了解自己的受傷的身體之後，才能重新建構自己的健康。

直到二〇一六年去到日本，請周東醫師為我身體檢查。我跟周東醫師預告說我之前身體檢查有許多問題，血管狀況可能很不好，骨密度也不佳，沒想到檢查結果，周東醫師告訴我說沒有問題！而骨質密度也很正常，甚至與年輕人的骨質密度相當。

這也引起周東醫師的興趣，與我討論平常維持健康的具體做法，並邀請我將經驗分享，也因此有了本書的誕生。

事實上我在盤點過自己的健康之後，重新調整作息，一定保持每天活動，過去我就學習過非常多種運動方式，後來我以流體太極為主，搭配從年輕以來就學習的心靈修練方式，在本書第二章有比較詳細的介紹。

排出毒素不留體內

謝

在日本有句話叫做「醫生不養生」，意思是醫生每天忙著看病、鼓勵病人養生，但自己的飲食睡眠、生活，卻常因忙碌與不注重而疏於照顧，身體的步調也常常變得很混亂。

不過，周東醫師不一樣，很重視日常生活，也實踐多種健康方法，甚至會在親身實踐後，把自己的健康心得撰寫成書，廣泛的介紹給大家。

周東

一個好醫師要治療許多患者，必須要承受非常多的工作，但我認為因工作忙碌就忽視自己的健康是不對的想法。

一個連自己身體都顧不好的醫師，如何能得到患者的信賴？患者又如何能放心地將自己的身體交給他？所以為了獲得成果而認真工作，身心健康是不可欠缺的，想要治療好患者，我自己也必須要健康才行，因此我研究並嘗試了不少對健康有益的方法。

謝

對此我也有同感，身處台灣政界，台灣的和平發展、國民安穩幸福，還有持續推動台日友好是我念茲在茲的使命，但要完成這些使命，沒有健康的身體是沒有辦法完成的，所以隨著年齡增長、老化等身體健康課題逐漸增加，我對健康和生命的興趣反而有增無減。

周東先生在日常生活的身體管理上，對患者做些什麼樣的推薦？

周東

身體狀況因個人而異，但普遍來說，我認為現代人都該注

謝

意毒素問題，所以我經常提醒患者們要確認自己吃了什麼樣的食物，最好能仔細記錄，發現身體有不好的反應就立即停止食用。

特別是可能使用大量農藥栽培的農產品，或是含有化學物質、防腐劑的食物，都該更加小心。

我認為毒素的暴露，的確是現代人健康的一大隱憂，以食物為例，現代的食物不僅要小心基因改造問題，還得慎防農藥、化學物質或防腐劑等強烈毒素的傷害。

此外，一般從口裡進入身體的毒素，至少還有肝臟可進行某種程度的解毒，問題是，毒素不只是從嘴巴進入，也可能會從呼吸道或皮膚進入我們的體內。比如說 $PM_{2.5}$ 就可從肺部直進侵入體內，而透過皮膚進入體內的毒素，也一樣是直接進入到血液中循環全身，這些毒素天天在我們體內逐漸累積，身體健康怎麼可能不受影響？

想要維持健康，毒素的問題便不可輕忽，除了小心防毒，還得注意排毒、排泄，別讓毒素有機會滯留體內，至於要如何力行？要好好想想。

▼出汗是很好的排毒方式

周東 是的，說得也是。舉例來說，「出汗」就是一個很好的方式，而想要達到「出汗」這個目的，除了運動、沖澡之外，泡澡、泡腳、三溫暖等方式也很有效，尤其是泡澡，對身體更好。

大使有沒有利用過岩盤浴？我十五年前左右，利用地板暖爐的原理，以花崗岩（北投石）研究開發了一套「岩盤浴」設備。

這套設備在運作時，會將花崗岩加熱到五十℃度左右，此時室內會瀰漫蒸氣，濕度保持在八〇％，在花崗岩上鋪蓋大毛巾，再躺下去休息，等排出大量汗水後，再到有冷氣的房間（冷卻室）擦汗，讓身體冷卻，經過五分鐘後再回到岩盤浴的房間躺著，有時亦可適度做做體操，如此來來回回連續五次即可。

等汗水變得清爽不黏膩，就表示原本體內含有的老舊廢物及有害物質的惡汗已經排出，也就是已達到排毒的效果。

這套岩盤浴設施不僅很快擴展到日本全國，連台灣等海外地方也開始盛行。

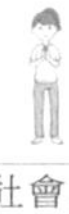

謝　岩盤浴在日本很有人氣呢，我也去過。

周東　不過跟之前流行的時候比起來，現在減少很多了。日本社會對於流行非常敏感，經過媒體報導後就會快速流行起來，相對地有些錯誤的訊息也會隨之擴散。然後，反彈之後流行的東西就會馬上消失。

我在研究開發岩盤浴設施的時候，電視台、雜誌很多來採訪，我也寫過相關書籍。

謝　聽說現在北投石非常難挖掘到。

周東　北投石本身是花崗岩的一種岩石。一般花崗石現在應該也能夠採掘。花崗石有許多種類，不管哪一種都含有大量的礦物質。

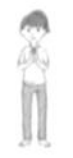

花崗岩加熱後我們若躺在上面時，因為是高溫所以可以直接感受到其效果，我想這一種能量可以抑制肝癌及乳癌。

謝　據說癌細胞不耐熱，周東醫師你認為如何？

周東　有研究指出在四十五、四十六℃的環境下，癌細胞的發育就會停止。

謝　現在氡氣浴溫泉或公共澡堂之類的入浴設施，有的也設有岩盤浴喔。

▼好的岩盤浴有助提高免疫力

周東　岩盤浴變成大眾化，讓大家可以輕易的使用它是一件很好的事情，但使用方法不對的也不少，再加上有些業者沒有讓室內的溼度保持在七〇％以上（標準濕度為八〇％），

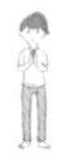

使人們在入浴時會像進入三溫暖一樣感到呼吸困難；實際上，室內加濕會讓呼吸變得舒暢，對肺部來說會比較舒適。

謝 我覺得岩盤浴設備是一個很好的發明。

周東 應該是可以這樣說的。實際上，好的岩盤浴設備的浴場很多，但不遵照規則應付了事的不良岩盤浴設施也跟著出現，因此岩盤浴有害人體的不實傳言也就不逕而走

即使再怎麼好的東西，也不能不正確的使用。一旦使用錯誤的話就會變成有害的。就像岩盤浴的情形，蒸氣不足、溫度低當然對人體的呼吸器官不好，長時間躺在溫度高的岩盤浴上不動也不好。

躺在溫度高的岩盤加溫出汗後，接著到溫度涼爽的房間

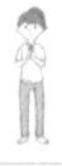

讓身體冷卻，這樣來來回回重複的加熱、冷卻是非常重要的。因為這個加熱、冷卻的過程可以刺激自律神經，同時提高荷爾蒙的分泌、提高免疫力、消除疲勞。

謝長廷健康錦囊

各種排毒方法的經驗分享

① 透過三溫暖、泡溫泉、紅外線，讓體溫增高發汗

日本的大眾浴場非常進步，許多澡堂、溫泉都設有岩盤浴，想透過岩盤浴排毒非常容易，而台灣雖然也有，但總不若日本普及，加上岩盤浴要有效，其設備和使用方式都有相當嚴謹的規定，因此除了岩盤浴外，我想另外和台灣的讀者分享一些在台灣就能輕鬆嘗試，以及我個人嘗試過也感覺有效的排毒方式。

其實岩盤浴最主要的功能，就是讓身體的溫

看更多岩盤浴影片

度增高、發汗，因此我認為三溫暖、泡溫泉、紅外線或超音波水療等方式，也可以達到類似的效果。

② 多喝水，促進身體代謝

我個人認為最好的排毒方式就是「多喝水」來幫助身體代謝，像是日本近年也開始流行喝白水、白湯（即煮開的水）來促進健康。提到喝水，很多人很講究，我是比較隨和，只要是開水或濾過的水都可以，另外偶爾也會喝點碳酸水，我認為碳酸水對健康也不錯。

所謂的碳酸水，指的並不是一般含糖、含香料的汽水，而是單純打入二氧化碳的氣泡水，除了一般瓶裝，也可以自行購買氣泡水機，在家自製飲用。當然，我也會喝茶或咖啡，不過我認為茶和咖啡只能算是飲料，和喝水的效果不同，基本上喝水還是最好的，尤其是早上醒來喝杯開水，身體就會有種醒過來的感覺。

很多人忙起來連水都忘記喝，或是因為工作不方便（尤其是女性），一整天都沒喝什麼水，到了晚上才開始大量喝，結果半夜一直起來上廁所，這樣的喝水方式就很不健康，最好每隔一段時間就喝水，像現在日本很多人外出都會攜帶水壺，就是樹立喝水的意識、建立喝水習慣的不錯方式。

③螯合療法排毒

以前比較沒有排毒觀念，吃了很多東西都有重金屬，由於重金屬不易排除，有些甚至會進入骨骼，為此我還曾經嘗試透過「螯合療法」來排毒。所謂的「螯合療法」，就是透過藥劑螯合住體內有害的重金屬（如鉛、鋁、鎘、汞、砷等），使之成為安全的螯合物，再經由腎臟變成無害的尿液排出體外，是一種必須在專業醫療環境下進行的排毒療程，方法是以靜脈注射點滴的方式進行。

當時我曾持續進行治療了一段時間，後來檢查發現血管壁的確有變薄，可惜的是，由於螯合療法的點滴注射，每回都得花上四、五個小時，對忙碌的我來說實在非常困擾，因此我常私下要求醫師把點滴調快一點，有回就是因為把四、五個小時的點滴，硬是在兩小時內打完，使得身體非常不舒服，發現這樣會本末倒置，後來才因此作罷，不過就我個人的經驗來說，螯合療法的確有改善我的血管狀況。

我非常樂於嘗試各種養生方法，但不是人人都適用這些方法，我認為最好的養生之道還是多喝水。

再忙碌也能實踐的健康法

周東 大使為了健康一直持續的練習流體太極。我聽說流體太極是大使您自創的，也在台灣取得專利。一般常聽到的是太極拳，您的流體太極與太極拳很接近嗎？

謝 太極拳是武術，但流體太極不是武術，而是一種健康法，重點是在自然的形式下運動身體、讓體內的氣流流動，進而取得身、心、靈平衡的訓練法。

太極拳對身體也是是很好的，只是它有所謂的各種「型（指動作的固定規則）」和各種「套路（指武術一連串的動作）」，因為相對複雜，實際做起來有一定的難度，而且在做的時候，在頭腦裡一直迴旋著「下個是這個動作」、「下下個是這個動作」這種想法的話，就無法達成真正的紓壓。

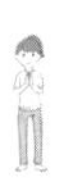

我認為，要達到完整的健康效果，身心的解放、紓壓是非常重要的，因此我自創了這個「流體太極」。我自己本身也每天都會實踐這個健康法，也推薦大家試試，其作法將在第二章有詳細的說明，希望讀者都能喜歡它。

周東　聽起來好像可以讓血液循環變好。特別是膝蓋三公分以下的地方，離心臟有點距離，再加上受到地心引力的影響，血液容易滯留，許多人容易手腳冰冷就是這個原因。假如長期忽略這個問題，最後將不只腳部冰冷不適，全身的健康也都會受到影響。

謝　周東醫師您也有您獨創的健康法吧！

周東　誰都可以輕鬆進行的體操，我推薦「GOKIBURI（意指蟑螂）體操（請參考一九〇頁）」和「寢（NE）KOROGARI（意指翻滾）體操」。這兩種體操，在床上或地板上就可以做，不須花太多時間，就能幫助脊椎伸展，讓椎間盤、肩胛骨放鬆，不僅對全身的健康也很有幫助，還可以改善骨刺等病痛。

蟑螂體操動作非常簡單，只要像蟑螂一樣背倒地、兩手兩腳向上伸直不停地甩動即可。過程中若能搭配呼吸更好，其方法是在兩手慢慢向上伸直時吸氣，之後一邊慢慢地吐氣，一邊把兩手放下來，如此不斷重複。

此時因為一開始兩手向上伸的動作，會使血液下流，手會有冰冷的感覺，而接著再重複將手腳上抬、放下的過程中，我們將可以充分感受到血液的重量與「氣」的流動，且由於血液循環加速、血液會集中在手指、腳趾上，手腳也會因此變熱。

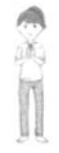

謝　的確，雙腳一直站著的話，血液是不會往上流的。所以像蟑螂一樣讓手腳往上擺動也是不錯的健康法。

▼雙腳踢蹬讓血液循環更好

周東　仰躺著像蟑螂的腳一樣往上踢蹬，將雙手雙腳向上抬高後搖晃。一邊躺著一邊運動，對脊椎也好、對雙腳也好，都不至於造成負擔，也可以刺激椎間盤，更可以讓血液循環變得更好。

謝　雖然GOKIBURI（蟑螂）體操非常獨特，但我覺得好像跟流體太極有相通的地方。

周東　我認為不管哪一種都是不需要用腦袋思考及注意自己身體的動作，任誰都可憑著感覺讓身體自然地擺動。

自己在平常診療中，只要覺得「有一點疲累」，就會馬上在空出的看診病床上做蟑螂體操，大約只要做三十秒左右，椎間盤就會變得較為輕鬆、舒服，脊椎以及背肌時常彎著的地方也都能得到伸展，然後身體姿勢也會變得挺直，工作時注意力也會再度集中起來。

謝　只要將手腳向上舉高就好了，非常簡單喔！

周東　這是因為平時雙手一直往下擺，受到重力影響，身體會變得朝前方及下方傾斜，所以骨頭及肌肉會容易往前突出，不僅使血液循環變差，嚴重時甚至會使雙手會變得不能舉得高高的，這種健康法只用躺著的姿勢來活動肩膀後，肩胛骨就可以恢復到正常的位置。

此外，醫學研究顯示，在我們的肩部和背部肌肉中，存

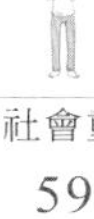

在許多微小的棕色脂肪細胞，這些細胞可以分泌出一種稱為「健康長壽激素」的「脂聯素」，只要活動這部位的肌肉，就能刺激「脂聯素」的分泌，因此若無法平躺下來做GOKIBURI（蟑螂）體操，忙碌之餘，適度轉動肩胛骨，活動双肩和支撐脊柱的背部肌肉，對健康也很有幫助。

不知大使您平時的飲食生活如何呢？

謝

如果要講得很仔細就會沒完沒了，但關鍵就是不要暴飲暴食，須養成定時定量的飲食習慣，並且以愉快的心情來用餐進食也是非常重要的。

參考前面曾有提到的二十個健康法則（見七十四頁）的同時，我也會注意均衡飲食的攝取。

均衡飲食，掌握「多樣、少量」的飲食原則

現代人的文明病大多與「吃」脫不了關係，所以各種健康飲食法因應而生。有人說不吃肉、有人說不吃澱粉，但往往過一段時間就會有人推翻，到底哪種飲食法才正確，至今仍沒有定論。

其實，我認為最健康的飲食方式就是「平衡、均衡」，也就是盡量「多樣、少量」最好。像日本的飲食，我曾仔細算過，傳統正式吃一餐，食材至少有三十種以上，講究一點甚至有四十種、五十種，由於每樣的份量不多，即使都吃完也不會過量，就很符合我「多樣、少量」的飲食原則。

話雖如此，但我的意思並不是要大家每餐都要準備三十種以上的食材，而且日本家庭一般也不會準備這麼多，只是「多樣、少量」的飲食原則是不變的，所以日本很流行便當，菜色可以一目了然，很容易注意營養是否均衡，還可以掌握熱量，好處很多。

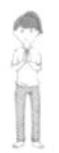

而且從排毒的角度來說也有幫助，我常開玩笑說：「這樣吃就算毒也毒不死，因為每種都只有一點點。」這雖然是玩笑話，不過「多樣、少量」的飲食原則，在食安問題經常亮警報的現在，的確有分散風險的效果。

菜色要有綠、紅、黃、白、黑五色

除了「多樣、少量」的飲食原則，我認為還必須均衡攝取五色（綠、紅、黃、白、黑）食物，因為每種植物都有不同的抗氧化物質，如花青素、葉綠素等，而這些物質又統稱為「植化素」。

所謂的五色，指的是食物的五種顏色，譬如：綠色和淺綠色是蔬菜；白色是碳水化合物，包括了麵包、米飯、義大利麵、烏龍麵；黑色如芝麻、海苔等；黃色如各種肉類及蛋白質；最後的紅色則有胡蘿蔔、紅辣椒等蔬菜。

由於不同顏色蔬果是由不同植化素所組成，不同植化素在促進人體的健康上，又各自扮演抗氧化、抗發炎、免疫調節等不同角色，所以當然得均衡攝取。

事實上，我認為許多植物的成分和功能是我們還不知道的，例如植物在陽光下可以存活，後來科學家便發現是因為植物含有抗氧化成分。有次我和日本的一位學者聊到，台灣有種植物叫馬齒莧（台語俗稱「豬母奶」），我覺得它一定有很強的抗氧化能力，因為台灣的陽光很烈，但是馬齒莧卻都長得很好，當時這位日本學者笑說這想法很哲學，不過確實應該有，只是現在科學尚無法全面了解每一株植物的有效物質和作用機轉罷了。

由此可見，不同顏色的蔬果既然是由不同的植化素所組成，每天均衡地吃各種顏色的蔬果，健康效果當然也就越完整。

當然，除了基本的飲食原則外，針對每個人的狀況不同，食量或熱量控制上也要注意，像是太瘦或比較虛弱的老人要多吃一點，而過胖的人要有所節制。此外在調味上，我認為「糖」的確是比較不好，最好多加控制，至於「鹽」，雖然有些人說會影響血壓，但是也有一派說法認為不吃鹽會有問題，這部分比較有爭議，基本上我認為「平衡」、不過量，還是最好的。

身心靈的健康有賴家庭角色和生命教育支持

周東　雖然不是跟健康有直接關係，但有些事我想藉這個機會跟大使談談。近年來，世界各地都有暴力犯罪事件發生，像是美國的槍擊事件，或是最近日本發生的犯人利用網路，引誘有自殺傾向的人出來，然後一個一個殺掉的特殊犯罪案件，而這樣的行為，絕不是一個身心健全的人可以做出來的。

謝　我覺得非常痛心。為什麼會有這樣的事情發生呢！

周東　對話的開頭中我曾提到有關身、心、靈相關話題，我認為除了在身、心、靈這三者之上，其實還有魂魄的問題，如果魂魄有異樣、不正常的話，就會導致難以置信的事件發生。當然，這些事件的背後，除了魂魄（遺傳因子）之外，還可能存有各式各樣的因素存在，但我認為家庭教育是其

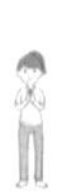

中最重要的一環。

要教導我們孩子如何做正確的事，並要子子孫孫能傳承好的事情、好的思想。我認為有那樣的意識和精神才能比其他教養還來的重要。

謝　想要避免這類事件發生，我認為得從「生命教育」做起，將生命教育納入教育體系中，從小教導孩子尊重生命，包括其他萬物的生命，讓孩子理解人與人類以外的生物的關係，人與萬物之間的關係，使孩子從內心深處理解所有生命都是平等的，從而深化孩子對自然和自身的認識，當孩子成長成為一個身心靈都均衡的人，從個人到社會，便都能處於一個健康的狀態。

周東　我曾在我出版的書籍當中寫道，如果將自己的身體、心理

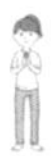

和精神用房子作比喻的話，地面上房子就相當於是我們的身體。在家中營造溫暖的家庭就是心理、房子的地基就是精神、基礎，也就等於是魂魄。

所以不管房子表面多麼漂亮，地基或基礎不堅固的話，即使是輕微的颱風或地震也會不堪一擊的。

謝 靈魂的定義以宗教來看各有不同，周東醫師所說精神之上還有魂魄，是指與祖先有血緣關係的事情嗎？

周東 是的。那就是跟遺傳因子有關。我認為只要你一直持續努力的話，DNA和基因是可以改變的。改變自己遺傳因子這件事，好像會讓你覺得改變或者輕視與祖先的血緣關係似的，但事實上並不是如此。

將自己好的生命歷程傳達給子孫們。唯有如此，那才是尊重跟自己有血緣關係的祖先，也是人類生存的意義之一。

謝長廷
健康錦囊

有健康的身心靈，才會懂得尊重其他生命

在與周東醫師的多次討論中，我們發現，近年來世界各地嚴重的暴力犯罪事件大都是身心靈失衡者做出來的行為，進一步印證了，有健康的身心靈，才擁有健康的生命，也才會去尊重其他生命。

想要避免這類事件發生，我認為得從「生命教育」做起，將生命教育納入教育體系中，從小教導孩子尊重生命，包括其他萬物之物的生命，讓孩子理解人與人類以外的生物的關係，人與萬物之間的關係，使孩子從 心深處理解所有生命都是平等的，從而深化孩子對自然和自身的認識，當孩子成長成為一個身心靈都平衡的人，從個人到社會，便都能處於一個健康的狀態。

以全身整體性來看健康問題

謝　隨著高齡化社會來臨，身體健康可說已是全世界共通的話題，特別是日本、台灣以及歐美各國等，對於身體健康的重視程度日益增進，例如日本和台灣一樣都面對高齡化（見左頁）或生活習慣疾病等健康問題，對此我認為兩國的醫療若能攜手合作，不僅各自可帶給自己的國家相當的醫療貢獻，甚至也有助於全世界的醫療進展。不知道周東醫師的看法為何？

周東　我同意您的看法。

謝　雖然現代醫療細分成各種專門看診科目分工執行，但周東醫師作為一位整合醫學醫生許多患者都為了希望受到完整之檢查及治療資源而來到您醫院。

日本、台灣男女近 10 年平均壽命表

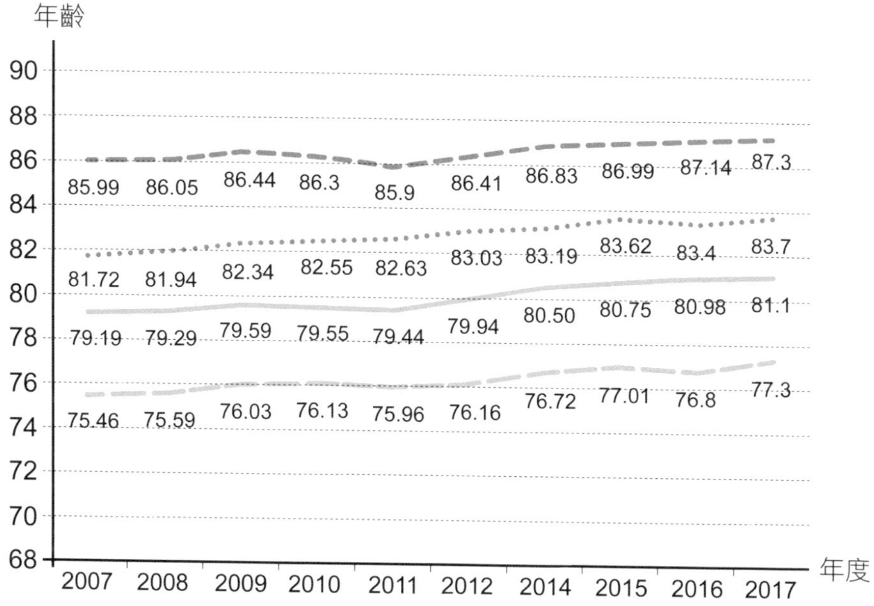

資料來源：日本厚生勞動省、台灣內政部

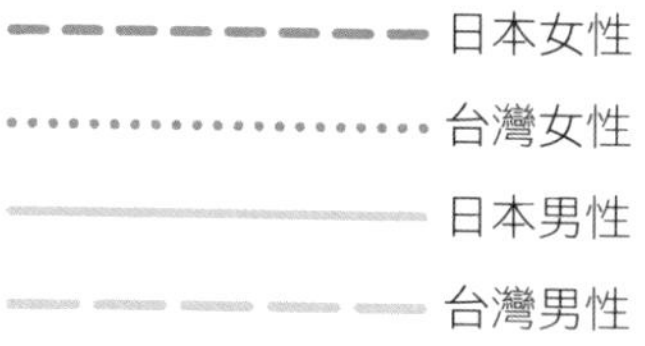

以後不管日本還是台灣都會像周東醫師一樣，當患者來到醫院時，先從提供全面性的綜合診斷開始，像這樣的診療作業流程，終有一天會在醫療界有更進一步擴展吧。

▼醫學分專科，診療要整體

周東　快速並準確的診斷出病症並說明哪種治療方法是有效的，其中也包括有轉診其他醫師的案例。對患者而言者判斷出最合適和最有效的治療方法是最重要的。

因為這樣，還需要良好的醫療檢查設備來做配套。透過充分利用這些設備，可以做出更正確的判斷，並且可以提供更優質的醫療服務。以免萬一對患者的診療有錯誤的話，還需要花一段時間重新再做診斷，不僅浪費時間，甚至可能會造成病症持續惡化下去。如果沒有給予適當的治療，

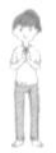

說不定會造成疾病無法挽救的程度。因此，為了提高自己的正確判斷力及診察力，在自己的醫師崗位上做出確實的判斷，我每天都在持續學習，並且盡可能地參加一些研討會以增進新知。

謝　以科學的屬性來看，有逐漸細分成專精化的趨勢。換句話說，先端醫學是非常專精的，也因為領域越專精化而變得越狹隘，但人類的健康是須從整體來把關，才是最重要的。

專門性高先端醫療、眼前的患者如何來做整體的醫療檢查看診如何取得平衡在在都是今後的問題。不知這方面周東醫師您的看法如何？

周東　越投入於整體性的診察，就會離專科醫療的領域越遠。

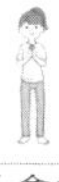

我因為這樣，從內科的各個專門研討會開始，同時也盡可能地參加討論腦外科、整形外科（骨科）、婦產科等各種不同領域專業性的研討會，因為如果不做出這樣的努力，就無法注意到一些疾病的細節。

基本上，健康是要看整體的，再多有關健康的理論或想法無論怎樣告訴你那是有多麼好、多麼棒，如果在我面前的病人所遭受的症狀本身沒有得到解決，對我而言那一切都只是空談，並沒有辦法拯救患者的。

有關整體跟專科這兩方面的知識，我們必須要具有將兩者合而為一的思考力和判斷能力。

謝　就是因為這樣，我認為需要很大的精力。

周東　正如所言。我本身為了診療多數患者，坐著的機會相當高。不管是參加會議或坐計程車的時也坐著。研討會或學習會時還是一直坐著。雖然參加立餐宴會的時候是站著的，但餐宴的餐點是給你高糖高脂的食物（笑）。

這種生活一直持續著，所以我開始注意自己的健康。每次與謝大使見面後，我都可以獲得許多新的知識，而且也讓我變得更活躍並充滿活力。

今天跟大使的一席對話，不僅成為我明天的能量的來源，也讓我得到許多良性腦力激盪。我會嘗試做流體太極健康法。

謝長廷
健康錦囊

健康長壽的二十個小撇步

以下二十種健康小撇步，我認為副作用較少、一般人都可嘗試，請大家一起試試看！

①唱歌
②走路
③避免長坐
④多攝取薑黃
⑤少攝取熱量
⑥多攝取黃綠色蔬菜
⑦相互擁抱
⑧食用花椰菜
⑨提升睡眠品質
⑩樂觀積極
⑪減少食用糖分
⑫保持心情平靜
⑬喝茶
⑭食用蘋果
⑮避免長時間看電視
⑯跳舞
⑰食用大蒜
⑱食用果仁
⑲清潔口腔
⑳開懷大笑

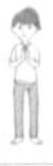

2

影響我養生及從政態度的漢醫世界觀

文・謝長廷

台日關係是一種善的循環

我是五個兄弟中的老二，在中醫師父親的教誨、養育下成人。初中、高中時代熱衷於機械體操運動，台灣大學法律系畢業後，於一九七二年獲得日本文部省（相當於台灣的教育部）獎學金，進入京都大學法學研究所繼續深造。

京都大學的留學生活是個美好的回憶。當時我和內人一邊致力求學，一邊在中華料理店打工，因為沒有錢，所以對我們而言，便宜又好吃的中華料理店算是幫了我們很大的忙。而這段期間，民主主義國家日本的自由氛圍，以及人們的親切，也讓我有深刻的感受。

由於我在台灣大學在學期間已經通過司法高等考試，因此學成歸

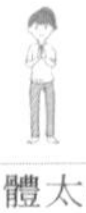

國後，就開始從事平民服務的律師，主要是想幫助在法律上碰到糾紛、而家境又不富裕的人家。因緣際會為美麗島大審被告辯護，不覺中跨入政治世界。

猶記剛踏入政壇時，台灣正進入一個過渡的時期，選舉制度才剛逐漸被建立起來，為了貫徹思想理念，我們常需要考慮選舉以外的事情，也就是所稱的「政治性的」協商，這些協商在那個時期比現在更為必要，雖說其目的是為了能改善國家的政治，但過程確實讓我經常因為其他事情的牽制而分心，也因而花費了不少時間。

現在的我，隨著年齡的增長，有的做事方法已經有所改變，但是從年輕以來的理念卻始終都沒改變。其中，由於我自幼耳濡目染養成了中醫整體觀，因此「和解與共生」，始終是我從政生涯所要努力的一大課題。二〇〇六年擔任行政院長任期中，在這理念之下，

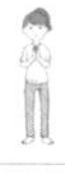

我呼籲要與在野黨及中國展開對話，但可惜困難重重，無法順利實現的部分實在太多。

而今，作為駐日代表處的代表，派駐在日本，我認為現在的台灣和日本，其實正邁入了「共生共榮」之道。

在我父親的年代，台灣正處於日治時期，當時日本在台灣各地展開各種基礎設施建設，這些建設不僅至今大多仍保存完整，甚至有些仍在持續使用，因而使台灣人民對日本文物總有份熟悉感，無形間也奠定了台日之間良好互動的基礎。

現在的台灣與日本，已建立了困難互助的關係。我被指派駐日大使時，日本熊本地區發生了大地震，上任後第二天，我便與當時高雄市、台南市的陳菊、賴清德兩位市長一同前往災區慰問，遞交了來自台灣的捐款。二〇一八年二月六日台灣東部的花蓮發生了大地震，震央就在花蓮近海，我們也收到很多來自日本國民的慰問信函及捐款，讓人由衷感謝。

每次發生這樣的自然災害，台、日兩國的國民就會自發性地發起街頭募捐等活動，我認為這是全世界少有的好現象，這種自然而然地會互相關心對方的情況，可加深彼此之間的感情互動，將兩國人民的心深深地連結在一起。我把這種互動的關係稱為雙方「共生共榮」之下「善的循環」。

因此，如何強化雙方的連結以及信賴關係，正是賦予現今待在日本的我的主要任務。今後，台灣不管是由哪一個黨取得政權，不管我的駐日大使任期多久，我都會盡一己之力四處奔走，為台灣與日本的友好關係做出貢獻。

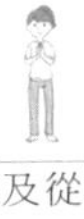

維持健康是人生的重要課題

為了達成自身的使命，保持健康是人生當中的重要課題之一。我由於父執輩大都是中醫師，所以我從小時候開始對健康投注的關心就比別人多好幾倍。擔任行政院長任期時，由於當時非常忙碌，壓力也很大，幾乎把身體搞垮，期間也常出現「身、心、靈」難以取得平衡的狀態，有過那樣的經驗，也更加深了我對健康和生命議題的關心。

我很高興能與台灣出身的周東寬醫師認識，在日本行醫的他，於社會各界都相當活躍。我拜讀過很多他的著作。此次，能和他一起撰寫有關健康的書籍，個人深覺欣喜。當然，我沒有受過醫學

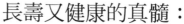

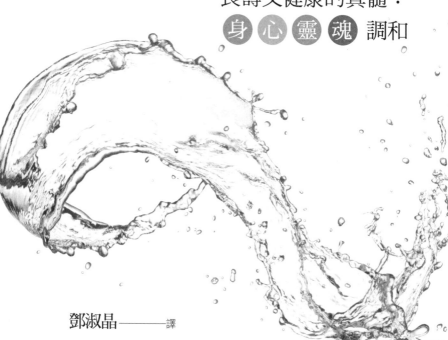

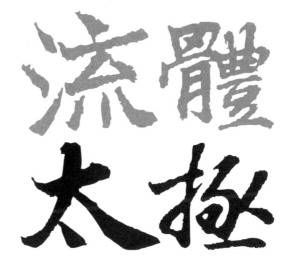

的健康法：流體太極

基本手法

波浪手的動作

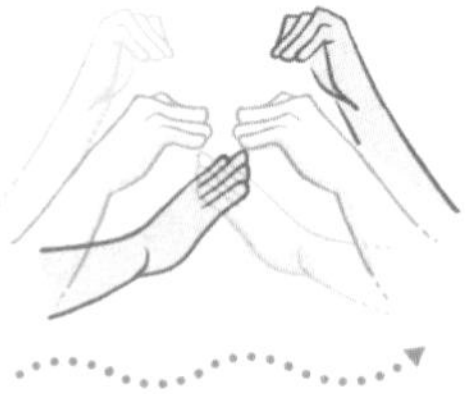

雙手像波浪一樣地舞動。

看波浪手
示範影片

水母手的動作

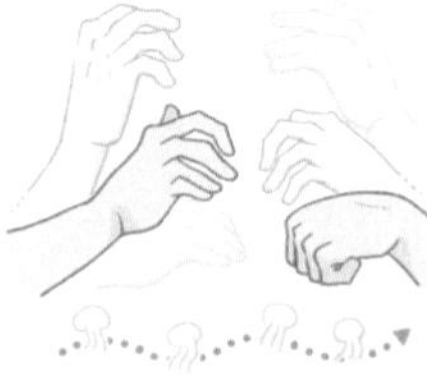

雙手像水母一樣很自然地收縮的動作。

看水母手
示範影片

步驟 2

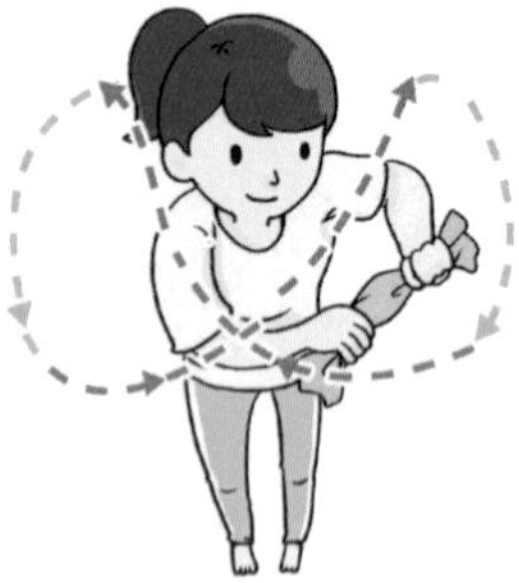

雙手握著毛巾或者是手帕的兩端，像畫圓圈一樣慢慢地轉動毛巾。兩隻手握著做圓圈的動作也可以。

步驟 3

看示範影片

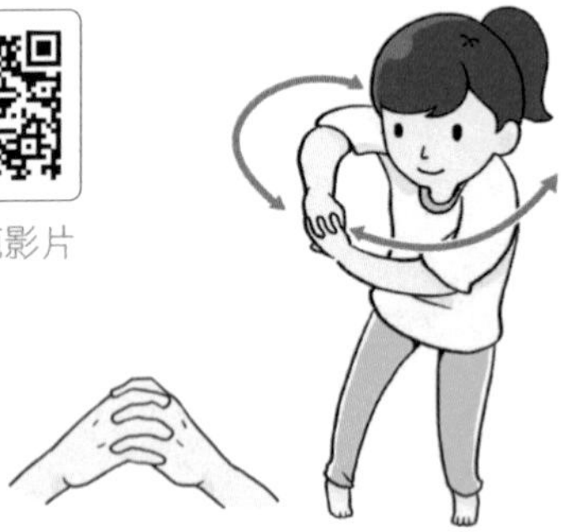

雙手稍稍分開，一邊想像①到④的動作，依右手、左手的順序來做畫圓圈的動作。畫圓圈的時候剛開始圓圈小一點，漸漸的圓圈就會變大了。

任誰都可以輕鬆做

準備姿勢

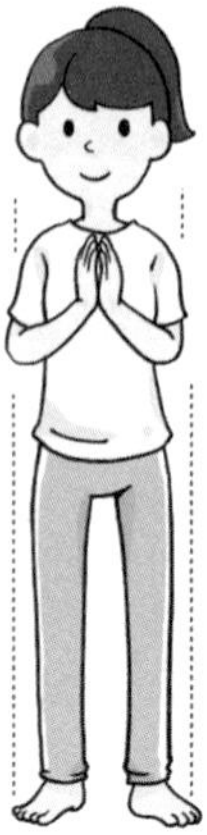

可以透過影片練習，請上 YouTube 搜尋「流體太極的基本手法」，或掃描以下各 QR-Code。

認識流體太極

腳稍微張開。

步驟 1

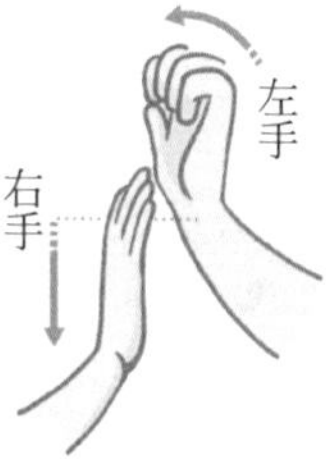

① 右手一邊往下放到左手腕的位置時，左手的第二關節就輕輕的彎起來。

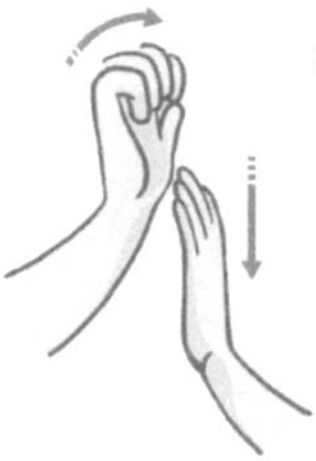

③ 接下來左手向下，做和①同樣的動作。

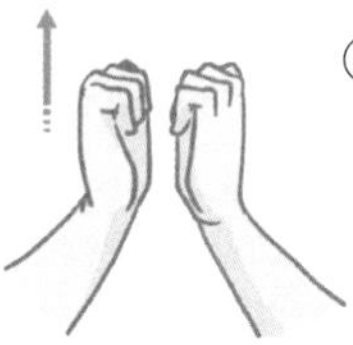

② 右手慢慢往上舉的同時兩隻手指慢慢彎曲到同樣的高度時右手要往上。

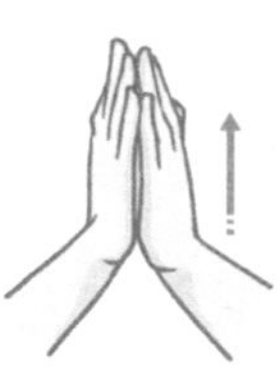

④ 雙手合起來，重複①到④的動作。

看分解動作

生病，是身體為了重新取得身、心、靈、魂的平衡

片面追求肉體的健康並非真健康，心理的活動會作用於全身細胞。心底湧現希望，才能鼓舞自癒力和免疫力。

認識氫氣療法

謝長廷大使的養生錦囊，健康自然來！

① 唱歌
② 跳舞
③ 走路
④ 喝茶
⑤ 樂觀積極
⑥ 避免長坐
⑦ 相互擁抱
⑧ 開懷大笑
⑨ 清潔口腔
⑩ 食用花椰菜
⑪ 食用蘋果
⑫ 食用大蒜
⑬ 食用果仁
⑭ 減少食用糖分
⑮ 多攝取薑黃
⑯ 少攝取熱量
⑰ 多攝取黃綠色蔬菜
⑱ 提升睡眠品質
⑲ 保持心情平靜
⑳ 避免長時間看電視

周東寬醫師的「蟑螂體操」，為健康打基礎！

蟑螂體操不僅讓手腳血液流循環變好、鍛鍊腹部肌肉、
幫助脊椎伸展，讓椎間盤、肩胛骨都可變得輕鬆，
還可以改善骨刺等病痛，是一個對全身健康都有幫助的健康操。

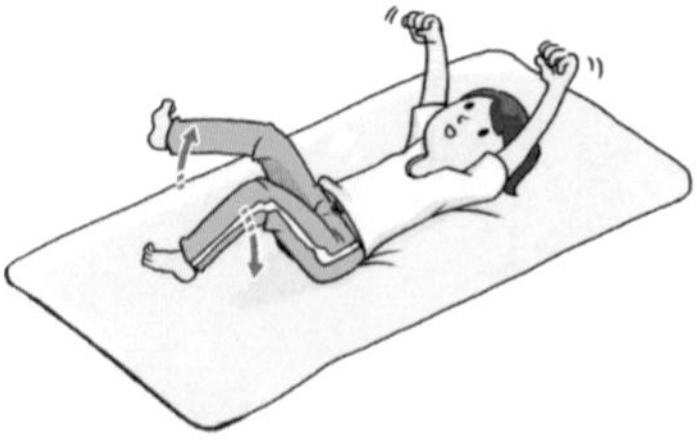

躺在地板上高舉雙手和雙腳

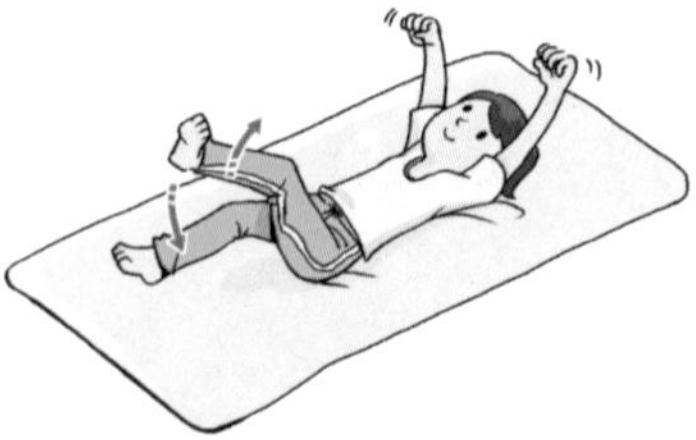

兩手兩腳向上伸直不停地甩動即可

的專業訓練，只是以我所學習過的、思考過的、經驗過的為根基，然後把我的想法敘述下來，與大家分享。至於專門的知識，就有勞周東醫師的專業說明。

在第一章中，我和周東醫師談及很多既有趣又有深度的話題，為增加此書的內容，在第二章，我將介紹我自己所自創的流體太極。流體太極是結合太極拳和街舞而成的一種健康方法，不管是誰都可以很輕鬆地練習。它不僅是鍛鍊身體的一種方法，還涵蓋了心、靈等內心面的精神培養，我自己每天也都身體力行一個小時。由於方法相當簡單，無論何時何地都能做，就連年過七十歲的我也能輕輕鬆鬆地持續進行，衷心希望各位讀者不妨也試著練習看看。

不過，在正式介紹流體太極之前，我想趁此機會，與讀者們分享一些我個人的健康心得，這些心得可幫助大家了解，如何運用流體太極，讓身、心、靈全體都取得均衡狀態。當然，你也可以直接跳到本章末節，直接了解流體太極的動作方式，把流體太極單純視為一種鍛鍊身體的方法，等動作熟悉了，再來看這些心得，逐漸強化心、靈等內心面的精神培養。總之，無論是閱讀順序還是練習方法，都可以像流體太極做法一樣，非常彈性。

首先，有關對中醫和西洋醫學的看法，我已在第一章和周東醫師的對談中充分地表達。簡單總結的話，中醫是根據經驗全方位地保健身體、維繫健康，而西洋醫學則根據科學針對發生病痛的部分進行對症下藥的治療，所以中醫與西洋醫學之間，並沒有優劣高下、哪一邊比較好的分別。但若以我自身而言，我個人較能接受中醫和東洋醫學，因為中醫的健康觀點，是平常要保持身心的平靜，並且注意身體、不要讓它生病，我認為這樣的作法，才是真正的健康之道。

其實保持身心的平靜，並不是中醫獨有的看法。周東醫師也曾提到，為了健康，有積極向上的想法是非常重要的。如果心情低落沮喪，容易沒精神，呼吸就會變得微弱，食慾也隨之降低。長此以往，健康當然就遠離我們而去。相對的，開懷大笑的話，癌細胞就會減少；光是做出笑臉，就能調整身體狀態、提升免疫力。積極的想法會促成良好的健康狀態，這是經過科學驗證、也是當然的事，醫學上常見的安慰劑效應（placebo effect），所指的正是如此。

我曾聽過一個實際發生在某對母女之間的事件。其中的女兒帶著吃食去探望生病的母親，並且告訴母親：「這個對身體很好，所以吃看看吧！」母親照著女兒的建議吃了，結果不久之後就病癒了，母親不禁心想：「真是多虧我女兒，帶了這些好東西給我」，但事實上，女兒帶過去的既不是藥品，也不是營養特別豐富東西，只是對這位母親來說，那是女兒為了自己特意拿來、推薦對身體很好的

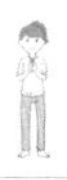

東西，所以吃下去以後，感覺病情果真好轉。

據說，那個女兒平常並不是很孝順，與母親的關係似乎也不是那麼親近，或許也因此，使得女兒這次的舉動，讓母親感覺更加高興與感動，也因此帶動了母親的健康狀態。

這類的事件，相信在你我身邊應該並不少見。患者雖然沒有施以西洋醫學的藥物和治療，但身體狀態卻能得到改善，我認為這就是人類受到磁場影響的證明。

因喜悅而感動，因笑聲而快樂，人的磁場會有所改變的，也可以說磁場朝著好的方向前進，類似這樣的情況並不少。雖然許多人或許很難感覺得到這樣的心靈磁場，不過我對醫療的專家和科學家提起這種事時，他們也都表示可以理解。

生命的奧秘在磁場

提到磁場，先前我也曾提到，我對生命現象的想法是萬物皆有磁場、有波動，物質的存在就是其外表形態的顯現。因此，雖然有些現象無法用數字或實驗來明確地顯示，但事實上的確有某種能量或作用的存在，如氣功等能量就與此有關。

從科學的角度來看，我認為要解開磁場現象之謎，從量子力學來著手應該是方法之一。例如往生者和活著的人，在我們的想法中，應該是完完全全不同的兩件事情，但若把身體當作物質來想思考，深入原子、分子的程度來細看的話，兩者的物質構造其實沒有什麼變化，最起碼可以說，身體的肌肉、細胞，甚至當中的原子配列與所含要素都是相同的。

那麼，有生命或無生命到底有什麼差異呢？就目前的科學來看，所謂的生命，在量子世界裡，可說是原子或分子集體且有秩序的一個運動，而有生命和無生命的差異，主要就在於身體內有無生物電氣活動，因為活著的人，身體的細胞膜內側和外側會出現電位差，使人體帶電，但失去生命的身體細胞，將不再持續這樣的電氣活動。

由此可見，失去生命，圍繞於身體上的能量就會產生變化，所以往生者是沒有能量的。相對的，活著的人存在於世界上，正是因為有能量的存在，而這個能量，我認為就是磁場或波動。

提到量子力學，一般而言大家可能不是很熟悉，但其實在量子力學出現之前，對於物質的構成，就已有「粒子說」和「波動說」等說法。前者認為一切物質皆是由不可再分割的粒子所構成，後者則認為物質的本質實際上是波動的能量，只是兩種學說都無法完整

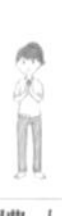

詮釋我們的世界，直到後來出現量子力學。

在量子力學中，物質既是粒子也是波，無論是有形的電子① 還是

①所有「可以用肉眼看到的物體」都是由原子組成，而原子是由互相作用的次原子粒子所組成，其中包括由質子和中子組成的原子核，以及許多電子組成的電子雲，因此是有形的。

②光子是電磁輻射的一種基本粒子，本身沒有重量、沒有形體，因此是無形的。

③「物體是在人類意識的觀察下才會被固定成為物體」的理論，最著名的就是「電子雙縫實驗」。這項實驗是先用電子槍向帶有兩條狹縫的擋板發射電子，然後射向螢幕上，結果發現電子在出發與抵達時雖是呈現「有形物質」的粒子，但在空間過程中卻是以「無形能量」的波動型態在移動，因此射向螢幕的電子會出現跟光波一模一樣的干涉條紋。然而當科學家安裝了探測器企圖觀察電子是如何通過兩個縫隙，結果竟然又變成只能看到有形粒子，而射向螢幕的電子也變成是有形粒子才會有的雙縫條紋。

無形的光子②都一樣。也就是說，粒子和波動並不是個別不同的東西，所有物體都同時具有粒子性和波動性，並且是在人類意識的觀察下，才會被固定成為物體③，所以在量子力學裡，最重要的東西就是意識，這也就是說，原本我們周遭的狀態皆是空，是在我們人類意識作用下，才會成為物體的形式被固定起來。

所以，所謂的「空」，並不是什麼東西都不存在。佛教裡關於「空」的理解，有一個語句叫「真空妙有」，意思是真正的空，能在現實世界中展現種種曼妙的姿態，也可以在我們自己心中的紙張上塗上五顏六色的色彩。因此我始終堅信，在「空」的空間裡，所有波動都是自由流動，波動頻率低的會變成物質，波動頻度較高的則變成生命之流存在於宇宙中。

換個簡單的說法，萬物其實也是波動，物質性的東西只是其外表的形態，就像是混凝土攪拌機，混凝土在攪拌時，它的外部是由石頭或砂石等物質組成，但中心部分卻是空的，這空的部分就賦予我們無限的想像空間，而這個想像力是與宇宙有所連結的。

謝長廷健康錦囊

身心靈的關係，就是物質與波的關係

量子力學描述的是在單個原子或更小尺度上，物質與能量行為和相互作用，微觀下粒子有時會顯示出波動性，有時又會顯示出粒子性，在不同條件下分別表現出波動或粒子的性質。這叫做波粒二象性。而放到我們人體上，物質與波的關係，就我看來，就是身心靈的關係。而健康狀態，就是身心靈協調的表現。

但是波動中的波到底是什麼呢？每個領域都有不同的看法。當波動在純科學的領域時，就是一般所謂的健康波動、有意識的波動，尤其在日本使用「波動」這個名詞，這在科學領域是有爭議的。

但是，在美國、日本，甚至其他國家，已經有很多人在運用，並且使用機器來測試波動，因為他們認為，地球上的萬事萬物都是由能量組成，而能量就是一種振動頻率。

每樣東西都有它不同的振動頻率，所以才出現了那麼多不同事物的面貌，無論有形的物體，還是思想、情緒等無形的東西，都是由不同振動頻率的能量組成的。譬如水有水的波動、食物有食物的波動。

因此有許多日本專家、學者提出，要吃與身體波動相融的食物，也會倡議什麼是有益身體健康的波動的食物……等等。在日本，有非常多關於食物波動與健康關係的實驗，例如對人體極好的靈芝，它的波動反應很高，相反的，測試對健康有害的化學色素時，它波動反應就低。

這派專家認為同樣的波也有好與壞的影響，日本知名學者江本勝就曾發表過，有關水能根據外界的信息來辨別美醜善惡，進而影響水分子結晶的理論，例如聽到好話，水的結晶會變漂亮；

聽到不好的話，水的結晶變不好。因此認為吃與身體相融的波動，身體就會好，有助於身心健康。

究竟波動是什麼呢？我認為波動就是磁場，好的磁場會吸引好的事，帶來正能量，不好的磁場會吸引不好的事，帶來負能量。至於波動與身心靈健康的關係，簡單來說，心就是指意識，譬如受到壓力、產生憎恨時，意識（心）開始影響身體，身體開始有所反應，導致血壓升高、睡不好等狀況不斷。

同樣的，當一個人萌生「不想活了」、「不想理人」等負面思考時，身體就會受到負能量的影響。

所以，只要身心靈協調，就能自我療癒、修復，這才是最重要的。

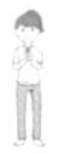

善用意識，能改變現實

或許這些想法，會讓許多人感到困惑，假如不談艱澀難懂的量子力學和佛學開悟，透過生活的例子來看的話，物體（甚至可說是宇宙）是由人類意識所創造的概念，事實上並不難理解。

舉個例子來說，有個母親對小孩說：「今天會下雨，帶把傘出門吧，否則被雨淋濕了會感冒喔！」可是小孩子偏不帶傘。後來果真下雨，而且孩子被雨淋濕後，回到家就感冒生病了。此時母親可能會一邊照顧孩子、一邊很自豪地說：「你看你看，媽媽不是說過了嗎？你看媽媽預測很準吧！以後要聽話。」但事實上，孩子之所以會生病，真的是母親的預言準確嗎？我的想法是，孩子感冒是因為被告知「淋到雨了會感冒」所引起的，是母親的意識、想像，藉由語言與孩子共有而被實現，換句話說，是母親所說的話引導了孩子感冒。

當然，這並不是說母親希望孩子感冒，母親之所以這樣說，其實只是從累積的經驗順口說出而已，只是如此一來，讓「理所當然的事」、「自然的事」、「沒有意識的事」，發出了強而有力的力量。

事實上，心裡想著「要讓這個人感冒」而說的話，反而沒辦法產生很大的力量，在意識下所發出的言語，要能給對方帶來影響，只有擁有易受別人左右的性格，或是容易受言語影響、心靈較脆弱等幾種特殊的案例。

二〇〇六年有本自我啟發的書《秘密》出版問世。這本書在五十個國家被翻譯，銷售書量高達二千萬冊以上。書中提到保有積極向上的態度，藉由「思考本身」的改變，將會改變現實的環境，使現實環境朝向積極思考（Positive thinking）發展，而書中所介紹的「吸引力法則」也提到，世界會因為意識而被創造出來。

想考進東京大學，想成為總統……，在此強烈的意識之下，願望在肉眼看不到的另一次元裡被形成固定，願望和意識會因此形成、固定，於是之後就會轉成有形的事物，也就是願望的實現，達成願望的可能性便自然而然發生。在現實的環境中，由於種種客觀條件，並不是只要許願，每個人就可以進入台大或成為總統。在人數有限的情況下，大多是願望較強烈、意識能夠被固定化的人，其願望才會實現。

從我的想法來看，我認為在無心的狀況下，能力才可以被最大限度發揮出來，這種無意識下的能力，有人使用「靈魂」或「法性」

這個名詞來表現，而「靈魂」的無意識使用，就是我們常說的「靈感」。假如意識能與靈魂結合，也就是有意識使用靈魂，那麼就會產生巨大的能量。

謝長廷健康錦囊

一心不亂時的意識，能量最為強大

從前面的例子，我的想法是，孩子感冒，有可能是孩子受到了暗示，他的腦袋已經被輸入「淋雨會感冒」的暗示，也可能是母親無心的這句話，產生了很大的力量。

意識的力量可以在《秘密》一書有非常多的闡述。道家、佛家都在強調意識的力量。佛家會說「心生，萬法生」、「萬法唯心造」，心創造宇宙的一切。然而禪宗永嘉玄覺禪師說「恰恰用心時，恰恰無心用」，因此沒有意識在做事情的境界，是真正用心的時候，在做事情真正最具有力量的時刻，是「無心」

的狀態。

語言、意識的力量是可以鍛鍊的。就如同念咒就是一種，像是淨土宗念「阿彌陀佛」唸到一心不亂，要念到「無心」，如果是一邊想著「我要上西方世界」，這樣是沒有用的。就像作用在海面上的波，很容易消散而沒有力量，但是如果是發自於海裡面，在沉靜的海中發動能量，往上湧出就可能變得很大，造成巨大的影響。

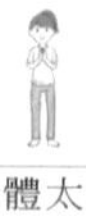

你相信什麼，就會吸引到什麼

正因如此，所以我們常常聽到許多人會運用「思考可實現的」、「把願望寫在筆記本上」等方法，希望藉此促成願望達成。可是我之前也提到，我認為通常在無心的狀況下，也就是無意識下的想法，能量會更強大，因為「靈」有無限的力量。所以，若是可以在有意識的狀態下與靈魂結合，那麼或許將可以發揮出更大的力量。

為了達到這個目標，我們平時就應養成能積極向上的思考習慣，因為我們所想像的事物會落實在自己的世界，好事如此，壞事也是如此，一旦大家了解這一點，相信就沒有人會願意常常去想壞的事。

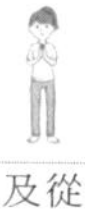

當然，草率、沒有計畫性，或是沒經過大腦就付諸的行動並不好，在工作與日常生活中，保有危機意識的確有其必要性，所以即使是我，平時也不都只光想著好事或快樂的事。話雖如此，即使是在惡劣的環境下，我也極力不把壞事說出口，任何事物都秉持著積極樂觀的想法，用向前看的態度去應對，例如「今天好忙好累」，另一替代說法是「今天非常有元氣、有精神、有幹勁、做好多事」或是「今天盡心盡力打拼、努力工作了」，單單只是換個說法而已，無論是自己的心情或給周圍的影響，都會隨之而有所改變。

養成運用勉勵話語的習慣，周遭就會出現好的磁場。唱歌、熱鬧地一起歡笑，也都會引發好磁場。最近在日本，常聽雙簧落語（類似台灣的相聲），發現笑話節目導入做為治療一環的醫院也出現了。而癌症患者若是能不自我折磨、自我責備甚至關閉自己，有想去的地方就去旅行，有想見的人就去見面，病情好轉甚至治癒的病例，也是存在的。

一項非常具有興味的心理學實驗報導指出，在對多重人格患者進行觀察後，結果發現患者在變成另一種人格時，不僅所使用的言語會隨之改變，連眼睛也會跟著變色，也就是人格轉換的意識變化，會使身體（眼睛）也跟著改變，這實在是難以想像的事情，但也可說是「意識比物質（身體）更加強烈」的最好證明。

有學說指出，我們人類實際上所使用的大腦，只有腦部的五%而已，因為我們會習慣性意識到自己的限制，因此自我設限的使用腦部。

「我可以做到任何事」這句話，如果你能相信它，理論上應該可以發揮超人的能力。然而，事實上，當你想著「如果我相信我可以做任何事，那麼我就可以做到任何事」的時候，也就表示你已經

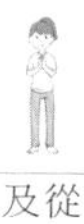

意識到了這些限制。

頭腦的意識是顯意識，靈魂則是潛意識或超意識。雖然對於「有沒有靈魂、靈魂是什麼」這件事，各個流派和各個宗教的理論和定義完全不同，但最近，一位科學專家宣布了「對靈的看法」，他將靈稱為「超弦（超ひも、スパストリング，意即超弦理論）①」，也就是存在於生物體中的一種波動、振動。我的看法也是如此，世界上的所有物質和能量，其實都是由波動所構成，而靈魂正是當中頻率最高的波動。

每個人的身體當中都有靈的存在，但它與維持生命的肉體不同，我認為靈不僅僅存在於肉體、物質當中，也存在於高次元的空間中。世界是一個大宇宙，它本身就是一個極大的智慧庫藏，透過靈與宇宙的智慧庫藏連結在一起。

禪具有「空」的概念，這個空並不是什麼都沒有，而是意味著有無限的可能性。因此透過無意識，除去自己的界限藩籬。例如，冥想的目的是集中心力，讓意識達到空的境界，然後將真我從身體的意識中解放出來，變成無心，將靈（超意識）變為現象化，身體只是靈魂的載具（工具）罷了，這是很好的思考訓練。

謝長廷健康錦囊

「空」，一種無限可能的巨大能力

超弦理論、波、還是磁場，原本是在宇宙中自由而無所不在的，因為意識而被固定下來，這是佛家說的「三界為心，萬物為識」、「心生，萬法生」，才有空間、距離、時間的出現，也就是說自由的宇宙是受意識控制的。

而人的意識因為欲望、業力，所以有所限制或侷限。要跳脫肉

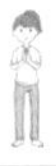

體限制，發揮更大的力量，就是要讓受到意識所束縛的真我解放。

舉例說，有人跟你說了「你會當歌星」，原本你有無限的可能，但因為你聽進去了這句話，形成意識，形成了無形的界限，之後你很認真當一回事，就可能往這個方向走。這是「萬法為心造」最簡單的例子。

禪，就是要回到「空」，回到「都有可能」，就像白布一樣，只有白布才可以任由揮灑創作，一旦人回到空的境界，凡事就變得無限可能。

學會進入「無意識」的兩個方法

鍛鍊「無意識」有兩種方法，一是集中，二是放空。

「集中」，可以以透過看蠟燭、看香頭的方式來練習。或是透過數時鐘的秒數，例如：用手機設定好三千六百五十秒的時間，然後心裡開始數秒數，錄音起來，最後比對自己默數的時間，是否和設定的時間吻合，中間有可能跳空好幾秒，顯示期間有閃神。以這種方式，就是練習「集中」。道家修練的方式都是練習「集中」，射箭也是。

至於「放空」，目的則是要在鍛鍊放空後起一個意識，讓此時出現的意識出現強大的力量。「冥想」也很接近。因為人的意識總是萬馬奔騰，想要練習「放空」，可以透過「觀呼吸」的方式，鍛鍊自己「以一代替亂」。

舉例來說，當你意識很混亂，一下子煩惱晚餐吃什麼、煩惱男朋友的事、家人的事、又交雜著錢的事時，可以透過「觀呼吸」來讓自己放空，只要觀呼吸觀到一絲不亂，即便還不到「放空」的境界，但「以一代替亂」，就能達到收縮在一的狀態。

①超弦理論：宇宙中所有的物質，包括原子、電子、夸克等都不是由實體物質構成的，而是由萬物的基本單位「弦」的振動所構成，弦的不同振動方式會形成不同的粒子（資料來源：維基百科）。

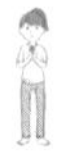

練習不生氣，能改變想法、整理情緒

我們每個人都有各自的名字和身分地位，其中大部分是因為和他人以及社會的關聯性而被決定的，例如我出生於中醫世家、曾擔任過行政院長、而今擔任駐日大使等等。但，這真的能表現出人的本質嗎？事實上，我的存在，最終仍得是我自己本身自行決定的，與社會地位職稱、國籍、性別、年齡都沒有關連。為此，我也經常自問：

我到底是什麼？我到底是誰？我是一個怎樣的人？

人活著，可能就是為了要探索生命的本質。

我從小就常思考著生命和生活方式等議題，也曾多次表示我對禪宗、佛教、道教等有濃厚興趣；學生時代，更一直嚮往能前往喜馬拉雅山上隱遁修行。然而，現在的我，對隱遁山林已經沒有興趣，主要是在四周無人、幽靜環境下的修行，只是利己，只能修個人。面對台灣在民主轉型過程中所遭遇的種種問題與衝突，已經必須以政治為道場，入世修行了。即使再怎麼修行，又具有什麼意義或效果呢？在國會這種地方，意見常是對立的，大家都試圖傳遞自己的主張論點。

在那裡，我經常會被捲入一些事件或者複雜的人際關係中，身處於其中，一面被蹂躪的同時，我也一邊盡我所能來完成自己的使命，我發現，政治的世界與社會，對我而言才是最好的道場。

我所置身的政治世界中，人們普遍認為政治家通常是性格強烈、脾氣暴躁的，我雖然情緒還算平穩，但確實也曾經生氣過。但是我發現，如果是情緒性的發怒，後來必定會後悔，通常只要在一天或一個小時之後，我就會為自己粗暴的憤怒感到羞恥。

因此，後來我開始訓練客觀地審視自己，每當怒氣上來時就開始思考：「現在我發怒了，為何發怒？怎麼做才能解決這個問題？這個怒氣不能放到別處嗎？」設法以第三者的立場來看自己，這樣做的話，就會發現，多數的情況，根本就是發怒也不會獲得改善。

如果這樣的事情再來一次，還是感到生氣，而且怒氣溢於言表，至少也能客觀地審視自己：我明知道生氣並不是什麼好事，而且事後都會後悔，可見憤怒就是自己的損失。若能注意到這點的話，就會為了自己而變得不易發怒。

當然，在必要時間和場合中，也許的確需要藉發怒來表現。此時，必須能夠在「有辦法解決問題」的把握之下，以向對方表達意見的形式來顯示憤怒。假如自己無法控制，發怒通常是後悔的根源；為了避免這種狀況，我認為自我情緒管理（EQ）其實是有幫助的。

而我稍後要介紹的「流體太極」，正是我自我訓練時的覺知方法，過程中要保持客觀不加入任何判斷，一邊搖動自己的手，一邊看著手的動作，並且只關注於手，久而久之，心就能不受情緒或周圍環境的變化影響，平靜自然的去觀察外界的一切，進而達到覺知的境界，身體也因此會恢復流動柔和狀態，而有自癒或修復的功能。

漢醫講究「整體的平衡」

讓我們再回到漢醫與健康的議題。在傳統的漢醫裡，如我們先前所說，身體的所有部位是有關連的，所以漢醫師不會只單單看一個地方就進行診斷治療，而會從整體來看，並從根本上正確地調整身體。

譬如，當血壓高時，西洋醫學會開降低血壓的處方藥物，而當你服下降血壓藥之後，血壓的確會馬上下降。問題是，一開始血壓會升高，應該有一些原因的存在才對，像是因為水分補充不足而導致血液濃稠等，這種情形下，服藥雖然暫時降低了血壓，但並未解決身體缺水的問題。久而久之，缺水就可能會帶給身體更多其他的傷害。一定要排除這個原因，否則身體的不適是無法真正治癒的。

同樣的，當身體發燒時也是如此，西醫在處裡發燒時會開解熱劑來退燒，但這樣其實相當危險。因為發燒有可能正是身體發出的警訊，如果我們沒有找出發燒的原因，直接用解熱劑來退熱燒，反而可能會成為細菌更加猖獗的幫兇。

俗話說：事出必有因。身體上所引發的症狀，通常都是因什麼必要的因素而產生。因此，即使對症下藥地治癒了個別的症狀，但我個人認為，這樣通常無法根本地解決問題，反而會削弱人體原本持有的自癒能力。

所幸，現今的醫療思維已有了很大的變化。不僅是西方醫學或東方醫學這樣的選擇而已，為了患者能得到更好的醫療，據說有些醫生和醫院會選擇複合式的治療方法，而且採取這樣做法的醫生和醫院，正在逐漸增加中。

過去患者一旦發燒，醫師就會開出退燒藥，如此就會獲得好醫師的聲譽；而今，逐漸有越來越多的醫師們認為，如果是對身體沒有立即危險的發燒，某種程度上會看狀況等它自然地退燒。

我的政治哲學，與漢醫正有著同樣的思考模式。社會上的許多問題之所以成為糾紛，是因為有它的需要，假如不問緣由地壓制，是無法根本解決問題的。想要真正改善，首先應該思考：「為什麼現在出現這樣的問題？」找出其原因後，才能擬定出真正有效的對策，持續進行必要的改革。

相對，如果一味顧慮眼前的混亂擴大，逆行壓抑問題，如同築堤阻止潮水自然流動，長遠地來看，只會使情況更加惡化，甚至失控而已。

身體發出的聲音，可能是健康的警訊

有一種觀點認為，禪宗和道家是無為而治的，不以有為的思考判斷勉強運行，而是任由自然的韻律流動。在返回原初狀態之前，會碰到困苦的時候，也會遇到艱難的時期，但只要任其自然的流動，所有的事物肯定會回到它原本該有的形式。政治的世界也一樣，最好是司法歸司法、國會歸國會、教育歸教育、輿論歸輿論，盡可能任其自然的流動，較能回到原本的形態。

不過，這個前提是得在自然的狀態才行。以身體為例，如果身體的不適，是因忙碌而感到疲憊，那麼放假後即使什麼都不做，也會自然慢慢地恢復元氣。但如是因為毒素入侵，這可就不是自然

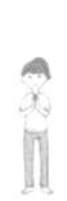

的狀態，所以治療是必要的。假如是政治的話，就表示必須進行改革了。此時該做的事很簡單，就是把不好的東西排除，並且補充必要的東西，就只是這樣而已。

如果身體不舒服的話，必須確定真正需要的東西為何，除此之外，不要服用太多的營養劑或藥物。如同我前面所提到的，萬物皆是磁場與波動，身體當然也是一樣，當身體狀況變差時，身體波動的變動就會變得有些奇怪，而藥劑和維生素也是一種波動，因此調和身體的磁場，攝取能融合波動的藥劑和維生素是很重要的。

再者，我認為平時就應保持規律的正常生活，維持自身的健康狀態。真正必要的東西是什麼，我們的身體都會告訴我們的。日常生活中反覆地暴飲暴食、或持續地睡眠不足或不規律的生活，會變得不知道自己真正需要什麼。為了不成為那樣，或者已經變成那

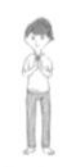

樣，也要把它恢復到正常狀態，就必須用心回歸規律正常生活，以使身心安定。

我對人生的看法，甚至於對政治、對社會以及對身體的看法，都是一樣的。如果不如此的話，自己的想法會呈現未被理的狀態，還有就是自己也無法正確地理解自己的狀態。要擁有自己的想法，必須感受到世界、宇宙和自己之間的關聯，並且要整理出自己的意識。

冥想是很有效的手段，儘管一開始可能需要進行訓練，但因為只是回復到原始的狀態而已，所以實際上並不困難。腦袋中即使不考慮任何的事情，靠著意識到自然的狀態，順勢中就能夠回復到自己心裡覺得舒適的狀態。

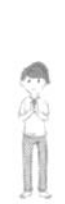

覺知與思想關係

		思想	
		無	有
覺知	無	死亡狀態	夢中狀態
	有	・無心 ・不動心狀態 ・所謂「空」	日常生活狀態

冥想是整理意識的手段

有些人認為身心靈是分開的，心是意識、身是物質。但就我認為身心靈是合一的，雖然佛教提到的八識①，眼識、耳識、鼻識、舌識、身識、意識、末那識及阿賴耶識，但在我看來，生命與物質的起源就是一，換句話說，宇宙間充滿了波，只是有的波弱、有的波強，波會衰退、老化後，最後變成物質。

我的看法是，意識只有一種，而最強、最深的意識即是「靈魂」。冥想就是把很亂的心思加以整理，助意識集中。譬如想像自己在海邊，腳踩著沙灘，慢慢走向海水，當海水觸碰到腳的瞬間，身體會感受到海水的冰涼，冥想在這時候讓意識物質化。甚至意識到咬下蘋果，感受到酸甜的滋味，有如真實一樣，達到耳朵、眼睛、意識互用。五官與意識的頻率趨近於一致，無論是第幾識，身心靈合於一。

這個合一的狀態可以六祖說的：「何期自性本自清淨，何期自性本不生滅，何期自性本自具足，何期自性本無動搖，何期自性能生萬法。」，我認為自性，也可說是真我，或者道家說的無畏真人，就是波動還沒衰退的靈魂。

①八識，指的是眼識、耳識、鼻識、舌識、身識（稱為五識）、意識、末那識及阿賴耶識。

每個人都有無限可能

延續前面對生命的探討如何才能完成使命？如何才能活用本性？在佛家和道家，有很多機會去思考或提問這類問題。我雖然不是專家，但我有自己解釋的方式。

在佛家思想中，重要的不是肉體，甚至毋寧說是輕視肉體的。以佛教的觀點來看，即使活到五百歲這樣的不老長壽也毫無意義，因為肉體只不過是一個工具，我們應該思考的是如何完成使命，或者如何活用本性（自性）。

每個人都有其自己的本性，在本性中存在著無限的可能性。它與之前提到的靈，有著同樣的概念，但佛家的理論中沒有所謂靈這個詞，我想其理由應該是為了避免多餘不必要的概念和想法。相對於此，道教則較重視健康，為了履行自己的使命，必須保持健康。

對於這些觀點，我認為並沒有什麼才是正確的答案，只要在遇到自己思考過並相信能往前邁進的道路時，一以貫之地前進。日後，如果覺得弄錯了，就再返回來，重點是要保持正向積極的思維即可。

透過「氫氣療法」，揮別困擾十多年的耳鳴問題

接著，我想具體分享幾個我目前正在實踐的健康法，首先是「氫氣療法」。

近一年半來，我為了健康，開始嘗試「氫氣療法」，常會做一次以上，攝取氫氣到體內，並將它做成記錄，目前記錄已達四百二十次之多（至本書日文版出版日）。這項療法的作法很簡單，只要取一杯水喝下，接著將氫氣產生器的管子放入鼻內，吸取從氫氣產生器發送出來的氫氣即可，通常我個人在完成後，還會再喝含有二%至三%氫元素的水，完成之後精神的確比較好。

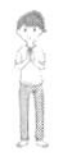

謝長廷
健康錦囊

「氫氣療法」經驗分享

日本醫學界很早就開始研究氫氣對健康的助益，甚至將氫氣運用在人體醫療輔助，包括消除疲勞、改善身體狀況功能，以及各種癌症病患的臨床實驗。

關於「氫氣療法」，我的想法是，吃抗氧化的保健品，會把體內好的活性氧殺掉，而氫氣水綜合了氫與氧，是沒有害處的養生方法。我剛開始嘗試「氫氣療法」時完全沒感覺，差不多持續一個月後，發現變得比較不容易疲勞。

人體之所以會感到疲勞、會老化、會生病，是因為在有氧代謝的過程中會產生活性氧，而活性氧包括過氧化物、含氧自由基、氧離子，人體內本來就會有活性氧，但是當過多的活性氧累積在體內時，就容易引起疲勞、老化（類似生鏽現象）。

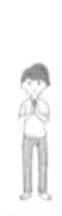

我曾聽周東醫師提過，在慶應義塾大學曾有一案例，當時病患被送到緊急病房時已呈現呼吸停止的狀態，但在急救讓他吸入氫氣後，因此「復活」。

當呼吸停止時，通常我們會想到趕快讓他吸入氧氣，然而實際上，當肺部處於停止狀態時，一旦突然急促地吸入氧氣的話，容易產生活性氧，而活性氧會氧化身體的細胞、器官，使身體就像生鏽一般，是一種導致衰老和生活習慣疾病的有害物質。

因此，在心臟血管堵塞的狀態之下，倘若馬上輸入氧氣、使血液再循環的話，由於會產生活性氧，反而對心臟有害。在此狀況下，需採取更必要的治療，有鑒於此，慶應義塾大學對已停止的肺部和心臟進行急救，會使用氫氣吸入法。

目前已有許多的論文針對氫氣來探討，但探討的範圍以注射、飲用和吸入為主。這種氫氣保養，在日本非常盛行，在許多健康中心都有氫氣機。讓我感到驚訝的是，原以為日本研究超前，技術也會相對先進，沒想到竟是台灣廠商率先作出了黃金比例的氫氣機，我正在使用中的機器設備，所應用的正是台灣的技術①。

所謂的黃金比率，指的是氧氣二六・五％、氫氣七三・五％的所占比率。以日本為例，其空氣含氧量約為二一％，我覺得是有點不足，當然含氧量也不是越多就越好。如果使用過多的氧氣，也會發生諸如活性氧化的問題。因此黃金比例的平衡，我想確實是比較好的選擇。

事實上，十多年來我一直有耳鳴問題，然而自從每天進行氫氣療法後，去年六月中旬以來，耳鳴突然消失了，這讓我非常驚訝，當時我不明白其中的原因，以為只是剛好被控制住了而已，但從那時起，已經過了半年多的時間了，耳鳴的情況卻沒有再發生。

關於耳鳴的原因，有好幾種說法，有一說是因為耳垢沒被清除，由於物理的音聲效應導致引起耳鳴，也有說是因為動脈硬化等的關係所造成。不管是什麼原因，我的耳鳴消失了，真的很不可思議。

雖然，耳鳴問題並沒有造成我太大的困擾，只是它多少會妨礙到我的聽力，所以我過去曾嘗試過傳統的治療方法，但從未治癒過。最好的一次，曾經轉好三個小時左右，但不久又恢復原狀了。不過氫氣療法卻不一樣，我至今一直沒有再發生耳鳴。我曾看過有調查文獻的報告指出，吸入氫氣會改善耳鳴，但還沒找到正式的實驗結果以及科學性的支持，所以我想這或許只是我個人的現象也說不定。只是對我來說，這是我的親身經歷，比起任何報告或報導都來的確實，因此特別與各位讀者分享。

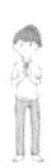

此外，我也期待能使用氫氣機來抗氧化，進而達到活化身體和防止老化的效果，雖然這只是我個人的意見，但一般保健食品的抗氧化效果僅能維持三小時左右，據說氫氣療法效果更持久，因此，我也期待能使用氫氣機來抗氧化，是否也能進而達到活化身體和防止老化的效果

謝長廷健康錦囊

自製「甘斯（Gans）」活化磁場

我因為攝取氫氣，多年的耳鳴問題消失了，這雖然只是個人經驗，但使用氣體進行治療，事實上已是現代科學的趨勢，常用於醫療的氣體除了氫氣，其他如臭氧、碳酸、一氧化氮等都很常見。

除了氫氣之外，我最近還開始嘗試製造「甘斯（Gans）」，它是由伊朗核子物理科學家凱史（M.T.Keshe）所發現的物質狀

況，為氣態（Gas）分子在奈米（Nano）水準上以固態（Solid）呈現的奈米態，為了與Gas（氣態）區別，所以凱史將它稱為Gans（甘斯），常被翻譯成電漿或等離子，據說可以從環境中吸收和釋放符合自身性質的能量，幫助磁場活化。

有興趣的讀者，可自行購買道具來試試看，其製作道具不難取得，只需鋅片、奈米塗層的銅片和鹽、水等材料就能製作，網路上也有詳細的作法，我自己嘗試後覺得很有意思，而且使用不同的鹽，做起來的效果都不一樣，大家不妨一起體驗看看。

自製甘斯

①台灣林文章博士在水電解產生氫氧氣的技術大幅領先日本，堪稱另類「台灣之光」http://www.ota-hydrogen.com/about_158.html。

「流體太極」是任誰都可以輕鬆做的新健康法

最後，我要介紹的是我自創的「流體太極」。流體太極的做法，融合了我曾從事的各種運動與健康法，包括了我在國高中時期相當熱衷的器械體操，以及太極拳、道家仙宗、嘻哈、坐禪、行禪、立禪（站立著進行的冥想法）等。

不過請別把它想得太難，事實上，它只需要在沒有意識的情況下，也就是不需去想招式、動作，讓手、腳和身體自然地舞動即可，是所有人都可以自由輕鬆且心情愉快地來從事的新健康法，若能分享給大家多加利用、促進身心健康，實感無比的榮幸。

在介紹實際動作之前，我想先稍微說明一下這個「流體太極」概念。

「流體太極」由於有太極兩字，所以我經常聽人家問起：「流體太極和太極拳是一樣的嗎？如果不同則不同在哪裡？」簡單的說，太極拳是拳法，是一門武術；而流體太極是一種健康法。那麼，我為什麼要使用太極這個詞呢？這是因為流體太極包含了太極運動其中一個是圓的兩個特點：圓代表循環，移動時畫圓圈並持續螺旋狀運行，沒有切斷點。

另一個則是陰陽，陰的終極點就是陽，陽的終極點就是陰，這或許也可說是循環的一種。

所以說，陰陽變化及圓的運動是流體太極的主要根本，其原則與太極拳相同，而且也使用了太極拳的圈道、雲手以及纏絲手的原理，所以我借用了太極這個詞。

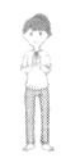

流體太極的動作也常被說像跳舞一樣。其實武術的最高境界與舞蹈的最高境界是一樣的，都是能讓人體藉由武術、舞蹈的訓練，達到身體的平衡。兩者都是將人們的骨骼和肌肉運用到最極致，而且過程中還必須正確地保持身體的平衡。事實上，如同舞蹈和太極拳，只要將自己認為是好的動作，包括手腕或全身肢體、驅幹，形成自己的節奏即可。簡單的說，流體太極主要融合了舞蹈和太極拳的運動，也可以說它是「武（舞）道的融合」。

總之，流體太極的最終目的是在無為當中，以愉快的心情自然地舞動身體，因此，與氣功、武術也多少有關係。

想要如同武術、舞蹈般呈現出優雅姿態，可能需要一些時間，不過請記住，假如太執著於動作優雅，那可就悖離了流體太極的精神。因為流體太極並不是為了向別人們展示的舞蹈，所以不一定得運作地很漂亮，只要自然地舞動身體即可。由於是要「自然地舞動身體」，因此，今天的我和明天的我，舞動身體的方式可能略有不同。這是因為它只保持基本的動作，之後就自由自在地舞動身體，所以這樣的不同是沒有關係的，只要注意手指部分多下功夫，就可以更加強健康效果。

在了解流體太極動作的基本概念後，從下一節開始，我將介紹身體的基本動作。

謝長廷健康錦囊

吸納眾多舞蹈與武術精華的流體太極

想要維持健康，就要注意身心調和，除了內在、心靈要保持積極樂觀，身體的保養也很重要。為了兼顧身心的紓壓，我自創的「流體太極」把多樣且複雜的太極拳動作加以整理，再結合現代街舞及傳統氣功而成。

其實我練過太極拳，也練過街舞，也練過其他像是武術、拉筋、五禽戲⋯等等。學習過程中，發現「舞」跟「武」的核心是一致的。武術、舞蹈想達到的境界，都是讓身體、骨骼、肌肉能充分利用，並保持自己的平衡。

武術就是破壞別人的平衡而維持好自己的平衡，例如柔道要把對手摔倒、拳擊把對手擊倒，都是要先破壞對手平衡。而舞蹈高手也是講求平衡，即使如恰恰、探戈兩人對舞，也是一個人進，另一個就要退。

街舞種類很多，Hip-pop、閃電舞、機器人舞等等，但我把街舞中不符合人體工學的部分去掉；此外，一般舞蹈是全身的運動，也有很多跳躍的腳部動作，我認為以日常養生不需要這麼激烈，因此大幅減少腳部動作，整理成「流體太極」。

一方面也達到拉筋效果，一方面又有點像韻律操，打起來是很舒服的。維持健康練拳術也是很好的，但拳術都有招數，有招數就有套路；流體太極要從招數解放，用身體為大腦，以身體來思考，想往左就往左、想往右就往右，動作有招無式、氣隨骨動，不管是誰都可以輕輕鬆鬆憑著直覺的運作起來。不同的人練習起來，動作不會是一致的。

不過，偶而為了表演，我有六個招式把太極跟龍意象結合，包含前後起手與收手，有：龍出太極、飛龍在天、雙龍戲水、龍戰於野、亢龍有悔、龍歸大海。取其意境與表演需要，並不合乎流體太極的原理，平常打就回歸自由不受拘束。

流體太極緣起

運用太極的原理

流體太極並不是太極拳，但是使用「太極」，是因為運用了太極和太極拳的許多原理與特點。

練習流體太極時，有一個很重要的要領在於「圈道」，也就是圓的原理。太極拳有相當嚴謹關於圈道的旋象、身形與呼吸，流體太極相對簡單，取其太極的圓、源源不絕，沒有起點也沒有終點，且不中斷。

此外流體太極運用了太極的陰陽互根，在動作上彼此相隨，互為消長。還有就是太極欲左先右的反律原則，要往左動作會先往右，往右先左，往上先下，要下先上，在流體太極也是有的。

不同於太極拳的出勁與招式

流體太極雖然借用了許多太極與太極拳的原理，然而太極拳在於防衛用，因此纏絲勁的出力方式、雲手的動作等的鍛鍊，在流體太極裡並沒有。流體太極是自然、隨性的。打流體太極的重點在「覺知」。

打流體太極的時候，就只有覺知在，而沒有思想。舉例來說，看到樹葉落下，我知道樹葉落下了，但不會去想葉子掉到哪裡去、是不是有風在吹拂，這就是禪境。打到一個境界時，意識凝聚在所覺知的點上，而放下了各種思想，你會忘了招術，身體跟著你的覺知而動，最後覺知在禪的境界。

不過一般人當作健康法的時候，不用一步就要練到這個境界，甚至手指的變化可以慢慢練習，重點應該在於讓身體能夠自在的隨覺知而動。這是需要多練習的。

流體太極有三字訣，分別是隨（陰陽相隨）、圈、飄。以飄為例，飄的力量就是當物體落下時，隨即彈起，彈起時有靜止的狀況，就像球一樣不需要用力，譬方以肩為手，把手當做彩帶般揮舞，讓手自然落下、飄起、靜止，重複循環。

傳統的太極有所謂的各種套路，做起來有一定門檻、難度，我的「流體太極」動作相當簡單，即使初學也可以馬上動起來，對忙碌的現代人來說，非常方便。

「流體太極」的基本動作

首先，請不要認為這是一件很困難的事情，接著，請現在起身動動身體，實際做做看。

從準備姿勢開始（見一三八頁）。「步驟一」基本上是手的動作，「步驟二」是用雙手握住毛巾或者是雙手像畫圓圈般的練習方法。將「步驟一」、「步驟二」的動作反覆練習後，讓身體自然的習慣熟練。

而「步驟三」則融合了「步驟一」與「步驟二」的動作，用雙手分別畫圓圈，注意不要用腦去思考，讓雙手本身自然地晃動。

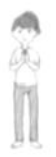

謝長廷健康錦囊

不限年齡、男女老少都能練

健康的理論有很多，有人說肝好什麼都好，有人說腎好什麼都好，我個人則認為關鍵應該是血管，因為身體的每個部位都有血管，如果血管很健康，血液暢通、營養可到達每個細胞，手腳就不會冷，也就能如同周東醫師所說，從細胞的層次去建立整體的健康，「流體太極」健康法，正有這個效果。

在創立「流體太極」健康法前，我曾考慮過健走、拉筋、伸展、跑馬拉松、肌肉訓練等各種運動，覺得類似拉筋、韻律、伸展的運動，是對於所有人都有益處而不會造成運動傷害的，最重要的也是讓身體柔軟，同時讓血液循環變好。

流體太極雖然沒有招式與套路，但有幾個基本動作，便於初學者理解與進入。這些基本動作源自舞蹈，這些動作能柔軟骨骼關節。

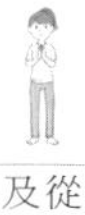

現代人日常生活許多動作都是大動作，身體的許多關節並沒有用到，隨著年紀增長，骨頭越來越硬，指關節、腕關節感覺都黏在一起，不像年輕人可以肢體與關節非常靈活的跳著街舞。

從街舞的動作可以看出充分運用與活動骨骼的每個關節，流體太極的身體動作放鬆自在，也是盡量活動到身體的每一個關節。

在練習流體太極時，關注覺知的焦點可以感受到身體的每個關節、每個骨頭，當停下來時握握拳，靜下來體會一下，可以感覺到氣的流動。這不但是讓筋骨關節得到了舒展，同時也讓血液活絡通暢，生命之流在身體流動。

它不像打拳、武術或肌肉訓練等需要專業指導，不限年齡、男女老少都能做，我自己每天都會身體力行練一個小時，也推薦大家每天至少練一個鐘頭。假如忙的話，練的時間可以不連續，一次十分鐘、二十分鐘都可以，加起來至少有一個鐘頭就好，重點是一定要「每天」練。

預防老人癡呆的趣味練習

我也建議大家可以試試「丟沙包」，據說這個訓練可以防止老人癡呆，我自己也有做，因為是隨興的做，所以並沒有特別準備沙包，而是用柳丁或橘子替代，掉了幾次後就拿來吃，一開始掉了的柳丁還多到吃不完，但久了就慢慢不會漏接。

由於這動作雖然看似簡單，實際上有一定難度，所以剛開始練習時，可只用一個沙包拋接就好，等熟能生巧再做變化，像是增加沙包數量、變化拋接動作等，像耍雜技般增加趣味。

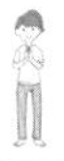

實際上，「流體太極」的基本動作手法，除了「步驟一」的動作之外，還有波浪手、水母手、雲手、纏絲勁、圈道等動作。因為有些動作有點複雜，所以我們在這裡只介紹波浪手和水母手的動作。

請務必邊參考畫面邊練習。

準備姿勢

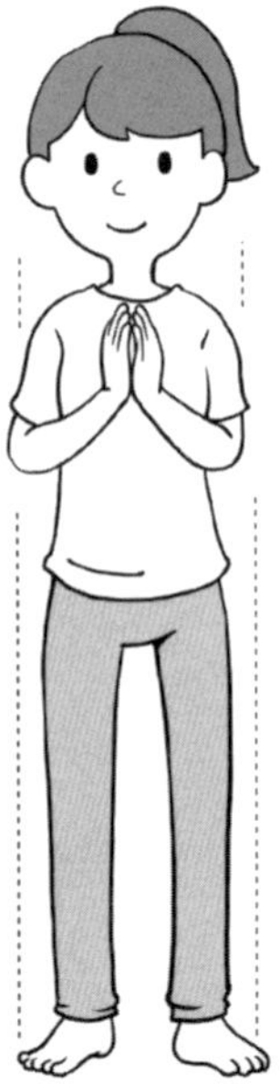

腳稍微張開

可以透過影片練習，請上 YouTube 搜尋「流體太極的基本手法」，或掃描以下各 QR-Code。

步驟 1

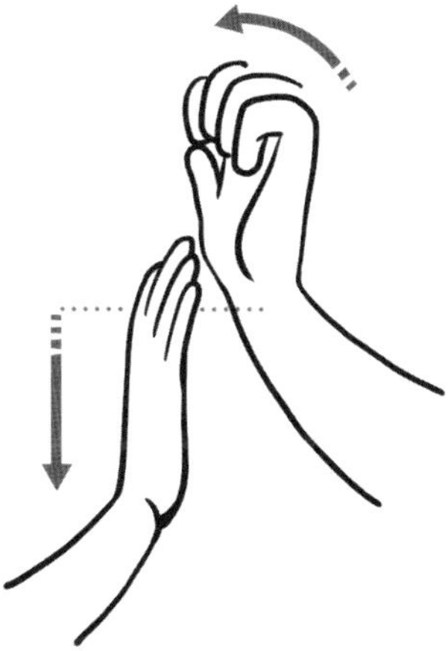

①右手一邊往下放到左手腕的位置時，左手的第二關節就輕輕的彎起來。

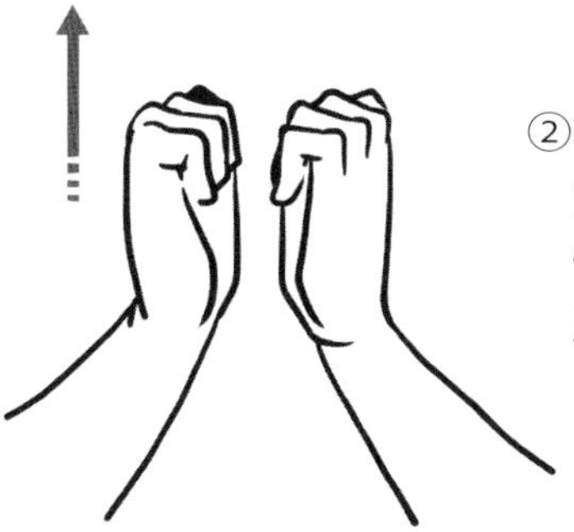

②右手慢慢往上舉的同時，兩隻手指慢慢彎曲到同樣的高度時，右手要往上。

看分解動作

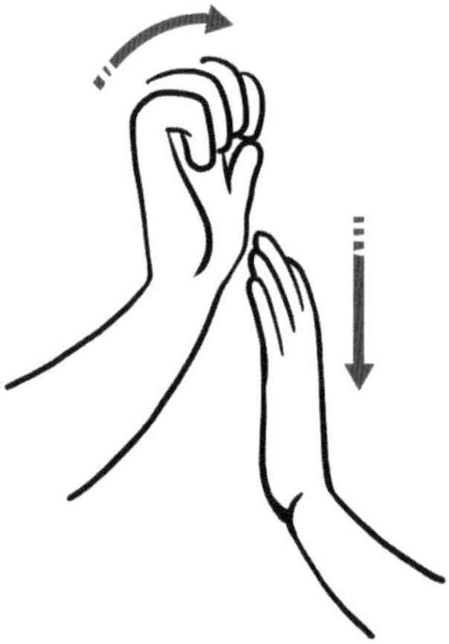

③接下來左手向下，
做和①同樣的動作。

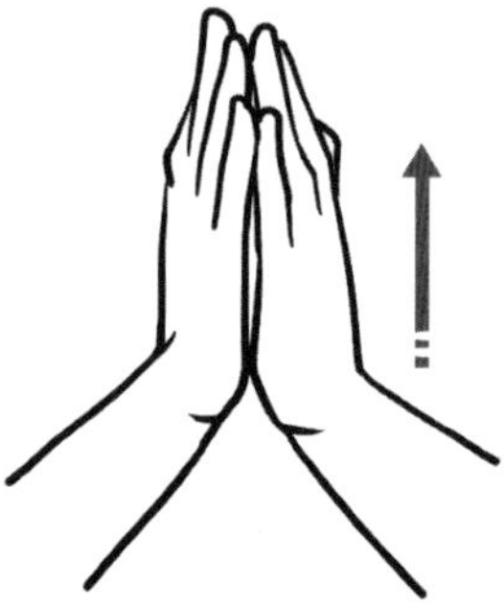

④雙手合起來。
重複①到④的動作。

步驟 2

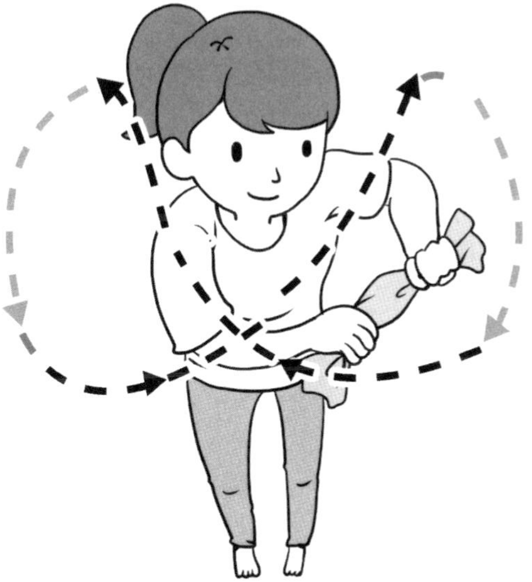

看示範動作

雙手握著毛巾或者是手帕的兩端，像畫圓圈一樣慢慢地轉動毛巾。兩隻手握著做圓圈的動作也可以。

步驟 3

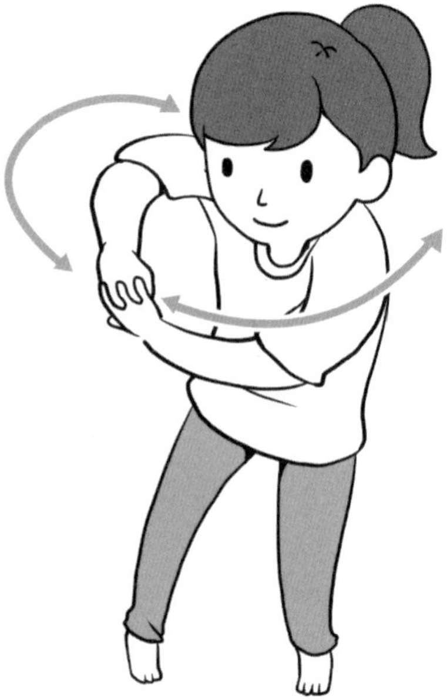

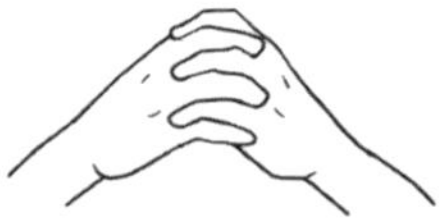

雙手稍稍分開，一邊想像步驟一①到④的動作，依右手、左手的順序來做畫圓圈的動作。
畫圓圈的時候剛開始圓圈小一點，漸漸的圓圈就會變大了。

基本手法

波浪手的動作

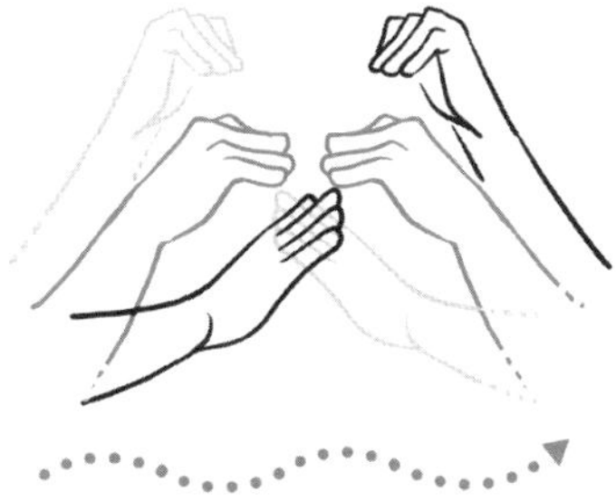

看波浪手
示範影片

雙手像波浪一樣地舞動。

水母手的動作

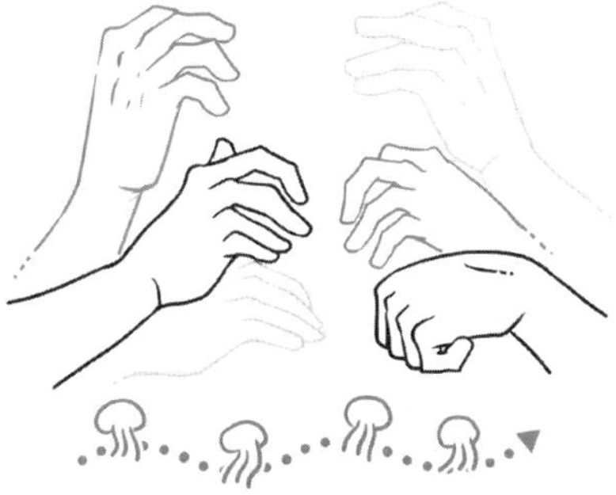

看水母手
示範影片

雙手像水母一樣很自然地收縮的動作。

謝長廷
健康錦囊

透過「流體太極」訓練「覺知」，感受靜心、禪定

流體太極不僅是鍛鍊身體的一種方法，對內在的心靈也有幫助，因為在練的時候，我們可以結合佛教立禪、行禪的概念。

也就是在動的時候，我們的意識只關注這個動，而關注方法，簡單的說就是「看」：一邊搖動自己的手，一邊看著手的動作，過程中不要有任何思考，也不錯過自己的每一個動作，如此持續不停，讓覺知不中斷，這樣慢慢地就能進入一個沒有雜念的境界，這是我獨特的心得和練法。

正因為在動的時候不要有思考，在動的時候只要看著或感覺身體的動作，隨著身體自然去動，不要去想著「我下一個要做什麼招式（動作）」。

流體太極強調的是「有招無式」，因為有了招式，我們在思想上就會出現預期，例如明明在做白鶴亮翅的動作，腦子卻想著下一招抱虎歸山，大腦想個不停，內心自然就不容易平靜。

所以，流體太極其實跟佛教的內觀是一樣的，佛教會觀呼吸、觀走路，過程中觀察自己但不聯想。因為聯想就是輪迴，念念輪迴，最後就會離初心越來越遠。

這也就是流體太極和一般武術的不同之處，因為武術有招式、套路，除非練到一定的境界（例如太極打了四、五十年），動作之間不再需要思考，否則很難達到這個境界。我所推薦的流體太極比較簡單，一般人練習一陣，就可以感受靜心、甚至禪定的境界。

總之，流體太極對生活步調緊湊的現代人來說，能使內心逐漸平靜，有助於身心靈的平衡，如此才能真正活得健康。

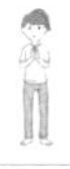

3

以取得全身平衡的醫療為目標

文・周東寬

以成為一名綜合診療醫生為目標

「二〇二〇東京奧運・身障奧運」即將來臨，現已是全日本最熱門的話題。不僅如此，連甫落幕的冬季奧運，話題至今也仍持續延燒。為什麼這類話題總能吸引人們的關注呢？我想，就是因為「健康是生命最基本的渴求」，而運動能讓人神清氣爽、精神飽滿的緣故吧！

我成為醫師至今剛好滿四十年。早年在昭和大學藤丘醫院做七種專門內科的研習醫生（スーパー內科レジデント①）後，我便自行開業，因此更能深入地區服務患者。從醫期間，除了忙碌於臨床工作，還得持續進修充實新知，而在研究醫療及健康知識的過程中，每天也從接觸的病人身上學到不少。

我會用一以貫之的精神朝向與地區關係密集的綜合醫療之路邁進，這多少是受了我父親及祖父的影響。因為位於地方的綜合醫院，是最能與患者直接面對面、提供患者專業醫療的場域，也正因如此，所以我至今對研究仍舊熱衷，為的就是想盡可能地提高患者治療的可能性。

提到父親及祖父，我想先說明一下我的成長背景。

我是在台灣的第二大城市高雄市出生，家中共有四個兄弟姊妹，我排行老三。我父親也是自己開醫院，母親是教育學者，在我一歲時，由於妹妹的出生，所以我被送到母親娘家，由住在南投縣竹山鎮社寮里的外祖父母照顧。

外公外婆的家，四周被大自然環抱，擁有大片土地，種植香蕉及龍眼，美麗的小溪流淌，徒手就能捕捉到蜆貝。

在如此優渥的環境裡，外公外婆給了我滿滿的愛，把我扶養長大。我經常和感情很好的表兄弟們玩在一起，度過了一個充滿回憶的快樂童年，並且從外公那裏學到了香蕉種植與東洋醫學的豐富知識。

當地所祭祀的土地公廟，後來經由表兄弟們推動建蓋為「紫南宮」，目前在台灣已是一座香火十分鼎盛的著名廟宇，各處前來祈求的信徒絡繹不絕，而我回台灣時也經常前往參拜，感謝一直守護著我的土地之神。

約莫在我六歲時，原本在高雄市開業的父親，受人之邀移居到台東，到一間大型的外科醫院工作，還記得當時父親雖然身為院長，卻始終堅持親自看診，為的就是能與患者直接面對面、提供患者專

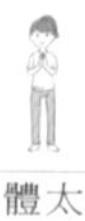

業醫療。後來，在我中學一年級的時候，父親決定舉家移居日本，並在日本開業。來到日本的父親，注意到都市的「甜甜圈現象」②，因此決定不將醫院設立在都會區，而是設立在埼玉縣的越谷市。插班進當地中學的我，一開始雖然完全不懂日語，但發奮努力向學後，也取得了學年最優良的成績，同時我還參加了籃球社團，並持續練習著最喜愛的繪畫和書法，因此經常參加各種的繪畫展和書法展的展出。

①スーパー內科レジデント：接近台灣的內科住院醫師。日本的醫學系為六年制，在學時期即使到醫院見習，也不會實際擔任臨床工作，等畢業並考取日本的醫師執照後，還必須依法律規定做兩年的研修醫，再接受專科訓練。

②都市甜甜圈現象：指原本居在大都市的居民，由於地價上漲、生活環境惡化等原因不得已搬到外圍郊區，使得都市中心的居民人口大量減少，而中心外圍幾十到一百公里的郊區人口大量增加，形成像甜甜圈一樣的人口分布。

受到父親及親族的影響，我很自然地選擇了醫學這條道路，進入昭和大學醫學院習醫。在選擇專科時，熱愛藝術的我，原本想要選擇專攻與「美」有關的美容醫學外科，然而我的恩師告訴我：「何不先好好地學習最根本的內科？」仔細思考之後，我認為若要幫助更多的患者，這條路似乎更可行，因此毅然邁入了內科專科醫師的研修之路。

在日本要取得醫師資格，除了必須通過國家醫師資格考，還得經過兩年的臨床研修訓練，現在回想起來，正是那段研修經歷，奠基成就了今日的我，因為當時接受了放射線科的研修，擔任了那時候還很稀奇的CT（斷層掃描）負責人，實際感受到CT對於嚴重病症的早期發現極為有效。

有了這個經驗，所以我現在的三個醫院裡頭都配有最先進的CT

和MRI（核磁共振）等的設備，很多人知道這件事都覺得很驚訝，畢竟這些設備價格不斐，然而這些機器設備能夠增加患者早期發現、早期治療的機會，的確是眾所皆知的事實，所以我仍決心導入這些設備，事實證明，後來這些設備的確發揮了應有的效用，並且天天被運用。

我現在的醫院，是我在父親開業的「大袋醫院」結束研修醫的工作後所陸續成立的。首先是在埼玉縣千間台（sengendai）車站成立了「千間台車站大樓醫院」，接著為了更加貫徹我自己的醫療方針，又成立了既是目標也是夢想且備有高精密度的醫療設備的「南越谷健身會診所」。

爾後，由於我發現先進的醫療雖然能打造健康長壽的社會，但相對的孤獨老人也因此增多，於是我又開設了「健康廣場」，好讓所有重視健康的人們能有更多的交流場所。

醫院的經營和診療工作，雖然讓我每天都過得非常忙碌，但我仍持續著自己喜愛的唱歌、繪畫及書法，甚至還開發了後來廣為流行的岩盤浴設施，實際上這些後來也都與我的醫療工作有所結合，例如唱歌不只是開心，對健康也有幫助，因此我除了自己平常就會找時間作詞作曲，還提倡卡拉OK健康法並將其融入醫療當中，此外我也在醫院裡掛飾圖畫及書法作品，這些作品既具有豐富的話題效果，又能緩和來訪患者的心靈，讓醫院不只是充滿壓力的治療場所。

除了致力於患者的健康，對於自身健康的維護，我也從不馬虎。我認為身為醫師，在守護患者的健康與生活品質時，也必須確保自己的健康與生活，許多醫師常常把自己擺在第二順位或第三順位，實際上這是不對的，想想看，如果今天我們的身體壞了，那麼誰來支撐保護患者呢？我的父母及祖父母經常教導我：「醫者要為大眾而生」，為了實踐此教誨，我認為強健自己的體魄、充實自我是很重要的。

因此，緊接在前兩章由謝長廷大使分享對於健康的想法和其自身的健康法之後，我也將提出我（綜合診療醫生周東寬）對健康及醫療的看法，以及現今日本人最關心的健康議題和我所推薦的健康法，誠摯地希望這些內容，能對台灣的讀者們，在健康的維護上有所裨益。

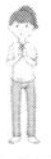

醫學進步，為什麼生病、身體不適的人卻越來越多？

現在的醫療技術日新月異，但即使如此，生病的人並沒有減少，受身體不適所擾的人也不會根絕，這一點即使是在醫學相當進步、生活環境也十分良好的日本也一樣。

雖說這世界貧富差距懸殊，無法接受教育也無法接受醫療援助，甚至無法保障最低限度的衣食住需求的人仍有很多，但一般認為在日本這樣社會設施健全的生活環境，人們應該能健康幸福地過著日子才對，可是實際上卻並非如此。

事實上在日本，罹患癌症或腦中風、糖尿病的人數並未減少，而有過敏、憂鬱症，或是經常吃過飽所導致的「生活習慣病」的人也

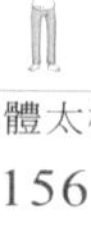

越來越多，再加上化學物質造成的空氣和土壤汙染，讓罹患「生活環境病」的人與日俱增，因此即便醫療進步，臨床上得對抗的病症，卻顯得越來越嚴重。

從事醫療的專業人士，面對這樣的時代、這樣的狀況，到底該如何對應呢？我認為身為醫師，守護人們的健康的確是責無旁貸，但民眾自己也應該也要有所自覺，因為能以良好的健康狀態感受幸福生活的人是自己，而身體健康出狀況時得承受不適的人也是自己，所以最應該守護自己身體健康的人，當然就是我們自己。

換句話說，在生活的這場健康保衛戰中，最理想的狀態就是醫師根本不需要出場。那麼，想要達到這樣的境界，人們究竟該過怎樣的生活呢？其實這正是我撰寫本書的目的，為的就是要將我的經驗和所學的知識傳達出去，幫助民眾能有效地守護自己的身體健康。

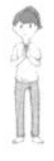

醫療應該預防重於治療

當然，由於每個人都是獨一無二的個體，因此想透過醫學叢書或學校所學習的治療方式維護健康，雖然在某種程度上確實可行，但實際上卻無法以「這個病只要服用這個藥或這樣治療方式」來概括而論，必須考量患者現在的狀況、生活的環境等個別因素，才能決定治療方針並給予健康指導，也就是「量身訂製的醫療」。

值得注意的是，「量身訂製的醫療」並不是只改善現在健康不佳的狀況，還必須尋求今後一直保持健康、身心都持續呈現良好狀態的可能性，所以它其實是預防醫學的一環，而想達到這些目的，提供建議與支援，就是身為綜和診療醫師的我所該扮演的角色。

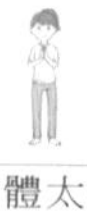

以往醫師在看診時，通常會詢問患者身體狀況，看一下就分辨出病名，然後再快速地診斷一下就開立藥單。然而現在的醫療意識抬頭，醫者及患者雙方面均有所改變，畢竟醫療不同於便利超商，不是想去的時候就去，然後從物品當中選取想要的東西付錢買下就能得以滿足。

醫療的目的是為了維持健康，也就是幫助人們打造強健充實的身心、營造充滿精力的生活。以現在的日本和台灣來說，醫學進步、生活環境也完善，只要自己能多加用心，絕對不會輸給年齡。好好與自己相處，一定能維持健康長壽，即使七十歲、八十歲，甚至是九十歲，也應該都能很有精神地愉快地過活。

事實上，在我的醫院裡，已經九十歲但身體仍然健朗的高齡者越來越多，這些人都已成為眾人稱羨的「元氣高齡者」。已有年歲的人尚且如此，年輕人當然更應該有能力，讓自己以健康的身心及充實的精神迎接燦爛的每一天。

那麼該怎麼做呢？在這裡，我想請大家先了解幾個與健康維護有關的基本原則。

首先，請定期接受健康檢查。健康的維持以「早期發現、早期因應」最為重要，與其發病之後再來治療，不如在發病前，也就是「未病的狀態」下趕快消除身體的不適是最好的。即使已接受一年一度的公司健康檢查，但若仍然感到不安或感到不舒服，仍應及早找醫生診斷，必要時請再做詳細的全身健康檢查，而沒有接受定期健康檢查的人更要注意這一點。

有些人認為，全身健康檢查需要時間，而且還得花錢。但請大家仔細想想，倘若健康受到危害，後續治療所需花費的時間、金錢、精神以及肉體上的苦痛，勢必更難計算！事實上，接受全身健康檢查的人，若能早期發現，往往比起症狀明顯後才檢查、治療的人，更能得到輕鬆且有效的治療。進步的現代醫療，已經能將不可能化為可能，許多以往無法治癒的疾病，只要早期發現都有機會痊癒，因此我認為，定期接受健康檢查，對健康的維持是不可或缺的。

當然，大多數人在接受全身健康檢查後，結果確定並沒有生病，此時請不要認為自己有所損失，白花了時間、金錢，其實知道自己沒有生病，應該要很高興才對。相對地，如果發現身體不適，就要了解為什麼會有這些症狀，並且調整生活習慣。總之，不管全身健康檢查的結果如何，但定期接受健康檢查以掌握健康狀態，總比一直不接受檢查，不知何時會突然發現罹病來得好。

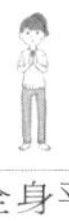

生活環境進步，健康需兼顧身心

此外，生活環境達到了極優水準的日本，不可否認相對而來的問題也在增加中。這一點，相信生活環境同樣優越的台灣也是如此。

比如「吃過量」這個問題，我認為吃過量除了導致肥胖，還會增加癌症及認知症等疾病的發生風險。而常被忽視的運動不足與壓力問題也值得注意，因為透過最新的醫學研究，我們已經知道脂肪細胞、筋肉細胞、骨細胞會分泌好的荷爾蒙及壞的荷爾蒙，也明白運動可增加好的荷爾蒙，荷爾蒙對人體的健康有極大的影響。

此外，還有化學物質和環境荷爾蒙的問題，常見諸如栽培時使用過多農藥的青菜、餵食非天然的化學飼料所培育的食用肉、受汙染

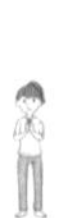

的大氣等，在在威脅著人們的健康。

科學技術雖持續進化，但比起人們的幸福及安全，現代人往往更加注重效率與效益，結果就是讓人經常曝露在科學技術所造成的風險中。

因這樣的問題導致疾病或身體不舒服的人很多，如一開始所提及的癌症和腦中風、憂鬱症等身心病狀，這也充分顯現出現代人們的生活狀況。古時人們常因營養缺乏而患病，然而現代人們被豐沛的食物所圍繞，所以「無法好好攝取營養素」這樣不自然的情況應該是不存在的，像是女性容易罹患的骨質疏鬆症，通常只要改善其營養狀況就能很快地復元，其他還有許多的病症也是如此。

總之，如同我與大使在第一章所提到的，身體之所以會生病或者不舒服，並不能單純說是由哪一個原因所造成，而是身心都有關

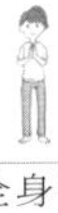

聯，因此必須有調整全身的改善方案，才能使身體保持真正良好的狀態。

反過來說，不適合現代人的生活環境以及各種健康風險，彼此間也會互相牽連，進而影響我們的身心健康，所以為了不敗給這些不利因素，我們就必須重整生活環境與習慣，及早改善身體不適，同時避免疾病上身，如此才能讓身體保持健康與活力。

掌控自己老化的過程

請想像看看十年後的自己會是什麼模樣。是否能保有與今日一樣的體型，甚或是使身形變得更好呢？還有充沛的體力嗎？是否是以努力向前邁進的心在過生活呢？

十年後的自己，如果任時光流逝，並不會自然地有所成就，然而未來的自己，是由現在的自己所創造的。現在你所做的每件事情，結果將顯現在十年後的自己身上。由此可見，「現在」才是最重要的。

全人類都有一個共通點，那就是出生後瞬間就開始老化，並且逐漸迎向死亡，這是任誰都無法避免的，但是，到達終點（死亡）的

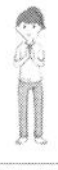

道路，每個人卻有所不同，對於得通過怎樣的道路，才能達到最想要的瞬間？或許很多事情會無法如自己所願，但也正因為這樣，所以我覺得自己能夠控制的部分就應該好好控制，像是身體狀況或者生活環境，在自己能力所及之處，盡力地去調整。

我們沒有人可以改變過去，也沒辦法去改變自己以外的人，但是我們可以改變自己與自己的未來，而光是能夠改變這兩項，其實就足以讓我們開心地高喊萬歲了。

活化「幸福荷爾蒙」能減少生病並抑制老化

接著，讓我們來談談荷爾蒙。

人類的身體，打從出生的時候開始到死亡都受到荷爾蒙的影響。荷爾蒙是如此重要的物質，但我們對於它的了解，仍存有許多謎樣的部分。雖然我們仍必須等待科學來解開謎底，但至今透過醫學與經驗可以得知的訊息也有不少，其中一項，就是我們自己本身即可自行產生荷爾蒙。

荷爾蒙對人體健康有極大影響，因此我常向大眾呼籲不可輕忽荷爾蒙的重要性。由於人體內的荷爾蒙種類繁多，為了幫助大眾認識、了解它們，因此我會將荷爾蒙分類，並且賦予能促進生龍活虎

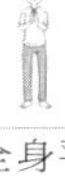

地生活以及保有積極正面心情的名字，如：「幸福荷爾蒙」、「返老還童荷爾蒙」、「健康長壽荷爾蒙」、「筋肉關聯荷爾蒙」等等。以「返老還童荷爾蒙」為例，其具體名稱有成長激素、血清素、腎上腺激素、性激素等，而健康長壽荷爾蒙，我認為最具代表的是脂聯素，它是一種由小棕色脂肪細胞分泌的超優質荷爾蒙，因能夠降低糖尿病和動脈硬化等風險而受到矚目。

此外，多巴胺、血清素、腎上腺素等，我統稱之為「幸福荷爾蒙」，這個幸福荷爾蒙一增加的話，就能夠活化身心、減少生病以及抑制老化，而且還是預防老人癡呆認知症的重要荷爾蒙。

我時常提供患者們如何增加幸福荷爾蒙的生活相關建言，例如在我的醫院裡頭，常裝飾著因我的興趣所畫的繪畫及書法作品，其目的並不是在「秀」作品，而是希望透過繪畫或書法等的視覺性的刺激，在情感上產生好的波動，對於來院區的患者們在增加幸福荷爾蒙上有所助益。

當然，欣賞我的繪畫或書法作品的人，對我有所褒獎的話，對我而言是件相當高興的事，也可以讓我感受到幸福的存在，藉此應該也可以增加我自身的幸福荷爾蒙。

為了活化幸福的荷爾蒙，刺激五感是非常重要的事，因此除了透過繪畫或書法提供視覺性的刺激，我在日本推廣許久的「卡拉OK健康法」也是方法之一。聆聽喜愛的音樂，從腹部大聲地唱出歌曲，沉浸氣氛中就會自然地舞動身體，唱歌時的表情也會變得豐富，這些方法都活化幸福的荷爾蒙，並對身心的健康有所貢獻。

因此，我創作了許多歌曲，包括作詞、作曲，在本書中，我將介紹其中三首歌詞（見下頁）給大家參考。如果喜歡舞動身體的話，

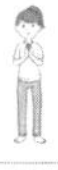

跳舞也是很棒的，像是謝長廷大使編撰的「流體太極」，就是非常好的健康法，而在本章的最後，我也將介紹自創的「蟑螂體操」健康法，請大家務必做看看，如果覺得不錯的話，請在沒有壓力的情況下、持續以恆地做下去，相信對健康一定會有所助益。

周東醫師健康錦囊

活化幸福荷爾蒙的歌曲

〈真心感謝〉作詞　周東寬

一、我失落的時候　經常心是往下沉的　一動也不動　一動也不動地　等待啊　因為有你在身旁鼓勵　我想吶喊傳達　感謝感謝　真的感謝

二、我感謝您　就是因為您一直的支持　一直地　生存下來呀　那樣是我心堅強呀　與您相遇　幸福呀　感謝感謝　真的感謝

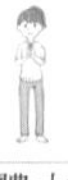

三、不論怎樣的人生　不論怎樣的世界　不管是誰都有吃苦的時候　因為有您　穿越了高山　超越了能力　使出力氣　因為有您　我是幸福的　感謝感謝　真的感謝　我想吶喊傳達

感謝感謝　真的感謝

〈加油加油東京・世界大同〉（二〇二〇年東京奧林匹克應援歌）作詞　周東寬

一、感動和愛的舞台　世界大同　內心充滿希望及願望　託付五輪　你的花朵　我的花朵　驕傲地盛開　不後悔　愛和淚將使我們變得堅強　加油加油東京　齊心一起　世界大同

二〇二〇年

二、連結愛的力量　傳達日本的接待文化給全世界　拓展到全世界　拂曉的風　甦醒的風　在此地　孕育　熱情的呼吸　乘光而起　加油加油東京　齊心一起　世界大同　二〇二〇年

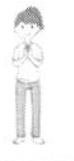

三、歌唱愛的旋律　倡導和平　地球的水與綠　大家來守護　你的歌　我的歌　奏響吧　一起來　廣大的晴空　獻上祈禱
加油加油東京　齊心一起　世界大同　二〇二〇年　加油加油東京　精力充沛地　大家一起歌唱　世界大同

〈精力充沛地．不管到何時〉

作詞　周東寬　／倉石　孝治

一、還很還很年輕　還很年輕　忘了吧　年紀人　生不管甚麼時候　皆青春　身心　磨練吧　磨腦練筋　恢復青春　精力
精力　精力充沛地　不管到何時

二、耶～耶～那是什麼呀　現今流行的語句　互相活潑地　微笑褒獎　不管到幾歲　爽朗地　幸福的荷爾蒙　愛的維他命
精力　精力　精力充沛地　不管到何時

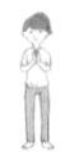

三、你看你看那個呀　忘了呀　後來偶而　想起來　壓力再見
轉換氣氛　你也我也　清爽地　健康体操　心情愉快　精力
精力　精力充沛地　不管到何時

增加粒線體，強化細胞代謝

另一項我想和大家分享的，是目前我正在致力研究與進行的「細胞療法」。

我們的身體是透過自律神經及荷爾蒙來操控細胞，其影響要素除了運動、吃飯、自然環境之外，實際上還有許多，因此想要維護健康，就有必要深入細胞層級重新檢視。

人體是由六十兆個細胞構成，每一個細胞又含有數百個甚至數千個之多的粒線體（mitochondrion）。研究發現，只要能增加並且活化粒線體，就能夠增強細胞的代謝功能，進而增加我們身體的活力；相反的，若粒線體發生異常現象的話，就會引發生活習慣病、阿茲海默症、老化、慢性病等嚴重的病症。

提到粒線體，一般人可能會覺得很陌生，為了幫助大家認識，在此我先簡單彙整一下粒線體的特徵。

粒線體，其實是一種存在於大多數真核細胞中、由兩層膜所包覆的胞器，直徑在〇•五到十微米左右。它的內部含有基因（DNA），並且能將糖、脂肪、氧氣轉化為能量供細胞活動所用。

女性通常較長壽，有一說法就是因為女性體內的粒線體量較多，使她能保持年輕及有精力的來源，因為人體的肌肉分成白色肌肉與紅色肌肉兩種，粒線體大多存在於紅色肌肉中，而男性擁有能發揮瞬間爆發力的白色肌肉較多，女性擁有支撐身體活力的紅色肌肉較多，因此女性普遍擁有較多的粒線體，相對體內地「健康長壽荷爾蒙」的脂聯素也比較多。

更進一步地說，只要能夠使粒線體活性化，就能增加在身體細胞當中負責製作能量的粒線體，因此要維持身體健康，基本上就必須激活身體的細胞，將細胞內製造能量的粒線體加以活化。一旦粒線體活化、增加，所提高的能量不僅能夠使體力增強，也能使人變得更年輕，成為不容易發胖的體質。

反過來說，假如吃過多而運動不足，則會減低粒線體的活動力，這樣的狀態持續下去的話，用餐所攝取的養分就難以轉換成能量，如此剩餘的糖份就會流到血液中，而脂肪則會蓄積到細胞裡，進而造成肥胖、影響健康。

由此可見，粒線體等於負責身體的危機管理，與體能、活力、自癒能力都有極深的關聯。

那麼，我們要如何活化、增加粒線體呢？其實活化、增加粒線體的方法每個人都會，像是走路或慢跑等有氧運動或伸展筋骨、讓身體感到寒冷、餓肚子保持空腹感等。

簡單的說，就是不能對身體太好，例如在運動之後，身體會感覺能量不足，粒線體就會因此開始活化、增加，好設法製造身體所需的能量；同樣的，在我們感到寒意時，為了使體溫上升，身體就會自行判斷能量是必要的，進而促使粒線體活性增加。

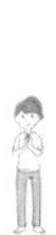

氫氣有助活化粒線體

先前謝長廷大使提到，他曾為了身體健康而進行「氫氣療法」，另有報導指出，若是對失去活力的粒線體投以氫氣水，粒線體就會變正常。

的確，想活化粒線體並且提高其能量的產出，氫氣是不可缺少的，為什麼呢？簡單地說，因為氫氣能利用活性氧的氧化作用，達到除去活性氧的效果，所以它能使已經生鏽的粒線體，回復到原本健康粒線體的狀態。

從另一個角度來看，氫氣也可以說是粒線體的活動根源，假如我們將細胞以汽車來比喻的話，粒線體就好像是引擎，引擎點火時是需要氫氣的，引擎一經點火的話，之後就會利用氧氣使其完全燃燒，然後由粒線體產生能量，因此氫氣不足的話，不管提供多少的氧氣或營養素給粒線體，它也無法產生能量。

由此可知，要活化粒線體，氫氣是不可欠缺的。那麼，我們該如何獲得足夠的氫氣呢？水，是具體取得氫氣的方式之一，就如同先前謝長廷大使所說的，可利用氫氣產生器，透過管線從鼻子吸入氫氣。

在日本慶應義塾大學附屬醫院曾有過這樣病例的報告，一名停止呼吸的病患，在被運送到急救病房後，透過吸入氫氣而復甦。很多人會覺得奇怪，為什麼不是讓患者吸入氧氣呢？這是因為在呼吸停止、肺部呈停止狀態時，如果急遽的吸入氧氣的話，就會產生活性氧，而在血管阻塞，重新使血液流動、使氧氣再循環時，也會產生活性氧，這會對心臟有不好的影響，所以若是使用氧氣急救，往往還得進行由活性氧所造成傷害的治療。

因此，日本慶應義塾大學附屬醫院為了抑止停止的肺臟或心臟再循環時所造成的傷害，採取了讓病患吸入氫氣的方法，因為採用氫氣的話，就能減少再循環所造成的傷害。

運用氣體的健康法日漸盛行

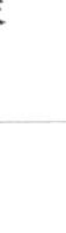

想要使粒線體活化，氧氣當然也是必要的。台灣盛行利用臭氧健康法，例如在皮膚上塗抹高濃度的臭氧水，就是解決氧氣不足的方法之一。

不過，善用臭氧雖然有許多的好處，但也要小心活性氧發生的壞處。一般來說，若攝取少量的臭氧，所產生的活性氧一般都可以順利除去，這樣就沒問題，如果不是這樣，因為活性氧造成傷害的可能性就會相對增加。在德國的實驗報告中，曾介紹過用氧氣水改善肝功能的案例。因抽菸而造成的肺纖維化，使得肺的氧氣交換無法順利進行，這樣的患者讓他飲用含氧氣的水，使肝臟能夠獲得氧氣，進而改善肝臟功能。

我自己本身至目前為止的經驗也一樣，對於已使用各種藥物注射或治療方式、但肝臟仍然無法變好的人，讓他置身於氧氣囊中的話，確實可以改善其肝功能。我們的肝之所以特別需要氧氣，原因在於我們的身體會在攝取賴氨酸和蛋氨酸後，合成一種名為的左旋肉鹼（L-carnitine）的人體必需胺基酸，而這個胺基酸的功能之一，是促進脂肪酸的代謝。然而，在肝臟的細胞代謝脂肪酸時，線粒體會需要大量的氧氣，也因此若要改善肝功能，攝取足夠的氧氣是絕對必要的。

最近有項研究指出，有位醫生採檢了自己的血液，將它混入氧氣再放回血管中，身體因而變得很有元氣。這類運用氧氣來幫助健康的情況已一再被證明，運用臭氧的健康法開始流行於德國，現在於許多的國家也都受到歡迎。運用氧氣或臭氧，讓人擔心的是它會產生活性氧。不過，由於活性氧有分為好的氧和壞的氧，而排汗、排尿就可以排除掉壞的活性氧，因此一般少量是不會有問題的。

值得注意的是，雖然排汗、排尿可以排除掉壞的活性氧，但實際上我認為只有排汗是安全的方式，因為排尿雖然也可以排掉壞的活性氧，但問題是，血液中的糖到了腎臟，在腎臟中會先被鮑氏囊過濾出來（糖尿），再由細尿管重新吸收，此時有一種「超壞活性氧」，因為能強力地附著在糖尿上，所以會隨著糖一起重新被吸收，進而變成氧化糖跑遍全身，結果不僅可能引起血管病變，還可能導致身體細胞癌化，這也正足以說明了，為什麼糖尿病患者比較容易得到癌症，而我這個論點，也將於糖尿病研究會上提出報告。

總結來說，攝取氧氣和臭氧的健康法雖然可行，但執行時必須同時進行對付壞活性氧的對策，例如和氫氣一起攝取，就是不錯的方法。

激發長壽健康荷爾蒙

最後，我想要推薦給大家的，就是我目前正致力推廣的健康法。首先是我在第一章所提到的蟑螂體操，其次則是和蟑螂體操相似，但不須平躺，只要以普通的站立狀態，像芭蕾舞者一樣舞動手腕就能輕鬆完成的「芭蕾舞者體操」。這些體操皆可舒展平時不常使用的肌肉，讓身體達到放鬆、活化的效果。

許多嘗試過這些體操的人，都很驚訝這兩種簡單的體操，竟然在放鬆、活化身體的效果能如此顯著。原因很簡單，這是因為肩膀肌肉和背部肌肉的細胞可以分泌出脂聯素，也就是我所謂的健康長壽荷爾蒙，而蟑螂體操與芭蕾舞者體操，能夠舒展平時不常使用的肌肉，特別是肩膀肌肉和背部肌肉，所以能促進脂聯素分泌的緣故。因此我們常可見到，意識到肌肉的重要並且經常活動以設法增加肌肉的人，往往更能夠維持年輕健康，其原因正是如此。

此外，我還要請大家注意身體是否有足夠的左旋肉鹼。人體中的左旋肉鹼，二十五％是由腎臟和肝臟所製造，七十五％從食物中攝取。左旋肉鹼的重要性，近年來已受到相當的關注，特別是它促進脂肪酸代謝的能力。我們都知道，脂肪阻塞是導致心臟、腎臟、肝臟、腦、肌肉等器官病變的原因之一，而左旋肉鹼正能夠幫助我們解決它。

想更了解左旋肉鹼的作用機能，就得再次提起粒線體，因為使脂肪酸循環變成能量的正是粒線體。

粒線體能使三大營養素（糖、脂肪、蛋白質）化為能量，特別是心

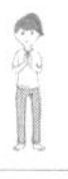

臟的能量，六〇%是由脂肪酸所製造，假如心臟的細胞一旦囤積脂肪，就會出現所謂的胸悶、心臟肥大等症狀。

現今醫學會雖已放寬心臟阻塞冠動脈的治療標準，但事實上並無法免除人們受胸悶問題所苦，因為實際檢查胸悶者的心臟血管，很意外地會發現血管正常的人偏多，可一檢查心電圖，就會發現它被阻塞，而且還有心律不整的情況。

此時一般雖然會給予藥物，不過通常無法真正解決問題，因為胸悶的原因，實際上很可能只是心臟細胞的脂肪酸代謝變得不好罷了。所以為了心臟的健康，就必須讓細胞能好好地運用脂肪酸並代謝它們，此時補充左旋肉鹼，就能夠得到很好的效果。

左旋肉鹼可以透過富含 omega-3 的魚油而獲得。提到魚油，我認為攝取高質量的油脂是非常重要的，例如橄欖油所含的植物性脂肪，內含有大量的 α 亞麻酸和 γ 亞麻酸，對身體很有幫助。要特別注意的是，如果僅單單攝取亞麻酸，血小板凝結功能將減弱，因此混搭各種油脂、每天均衡攝取很重要。

具體來說，植物油有橄欖油、紫蘇油、紅玫瑰、月見草油、芝麻油、椰子油、胡麻油、亞麻仁油等，每天只攝取一種油是不太好的，建議一天最好約攝取五種左右。

事實上，均衡這件事並不只適用在油脂的攝取上，很多的事情是共通的。無論說某個東西對身體有多麼好，如果只是單單攝取它的話，可能也無法發揮其功效，有時反而會造成反效果，適得其害。

極力排除不好的東西，平衡攝取好的東西，然後愉快地享用它，這是最為重要的事情。

因此，就如先前所提到的，開朗活潑地笑，積極地過生活，不斷挑戰自己喜愛的或有興趣的東西，就能促進幸福荷爾蒙的活性，這個方法人人都能做到，而這就是我所思考的「愛的醫療」。

周東醫師健康錦囊

健康荷爾蒙活性化步驟

我經常在演講中提及最先進的健康知識，健康理論就是「強化且活化健康荷爾蒙」。換句話說，最原始的健康法是讓骨頭、脂肪、肌肉給鍛鍊才能發達，有這些刺激才可以得到健康。先進的醫療知識是，如何從這些健康的細胞中產生更多的「健康荷爾蒙」。

這些荷爾蒙帶給內臟細胞正確的代謝，讓其產出內臟荷爾蒙，我把這些稱為「健康荷爾蒙」。有這些骨頭細胞、脂肪細胞、肌肉細胞荷爾蒙活化，身體才能更健康、更元氣。

以下分享日本登山家三浦雄一郎（現年八十六歲）八十歲時，為登喜馬拉雅山脈的珠穆朗瑪峰時，所導入的健康法，其加強步驟如下：

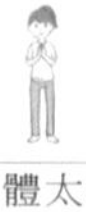

步驟一

骨細胞荷爾蒙

脂肪細胞荷爾蒙

筋肉荷爾蒙

也就是說除了骨頭細胞外，還有脂肪細胞，肌肉細胞都會產生健康荷爾蒙。為了健康，首先我們須加強這三種健康荷爾蒙的分泌。

有了這三種健康荷爾蒙後，則需強化步驟二的健康荷爾蒙。

步驟二

甲狀腺荷爾蒙：活化內臟讓身體健朗

成長荷爾蒙：改善癡呆症活化骨頭

胰島素激素：降低糖尿病促成正常化

副腎荷爾蒙：增強體力神采奕奕

補充步驟二的健康荷爾蒙，可減輕加齡化體力不足、做好「未病」的預防，達成「身、心、靈」的均衡狀態，達成健康長壽的社會。

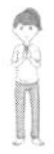

蟑螂體操

所謂的蟑螂體操（ゴキブリ），其實就是模擬蟑螂在遭受攻擊後，腹部朝上、慌張擺動手腳的動作。

進行時只要躺在地墊上，高舉雙手和雙腳，讓手腳像蟑螂一樣地動起來，如此一來，手腳的血流循環就會變好，而且還可以鍛鍊腹部的肌肉，並且矯正腰椎彎曲喔！

★蟑螂體操一共由以下五個步驟所構成：

步驟 1

①平躺在床上，膝蓋彎曲，放在身體旁的雙手向後伸，再回到原來的位置。反覆做幾次這個動作。

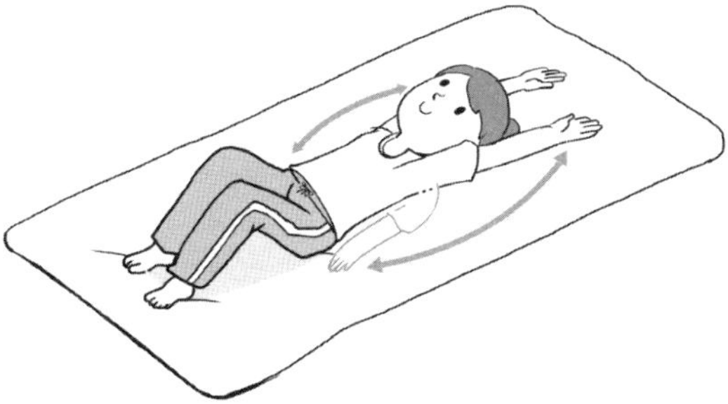

②保持膝蓋彎曲，做好萬歲這個姿勢，雙手輕輕往上高舉，像在跳阿波舞一樣揮動。

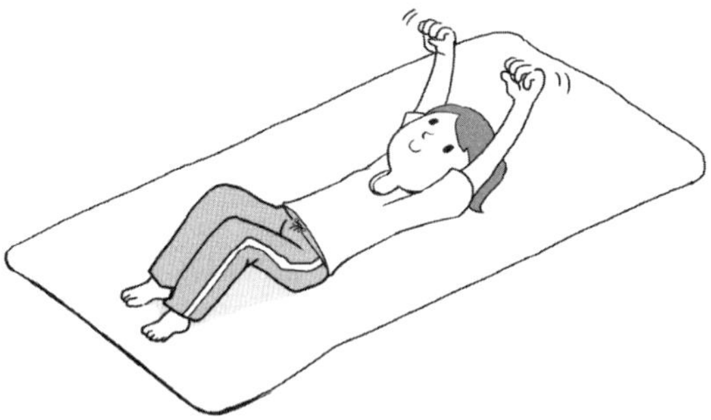

步驟 2

①雙手放在頭下，雙腳輕輕抬起來。

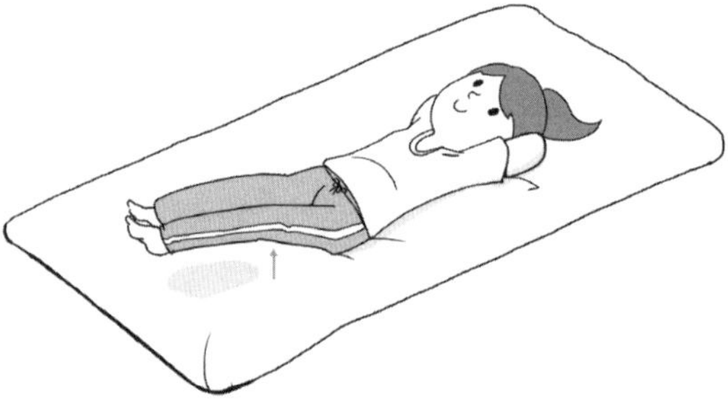

②膝蓋彎曲盡可能靠近胸前，之後恢復原狀。雙腳向下伸直，雙腳稍微調高，再次靠近胸前，再伸直，反覆做 5 次。

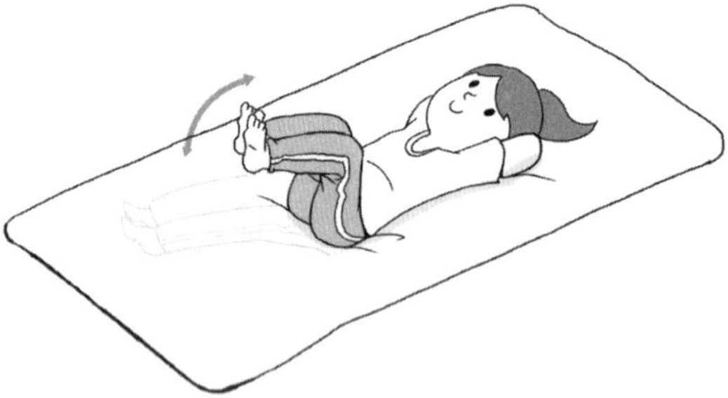

步驟 3

①雙手的手指放在肚臍上，膝蓋彎曲靠近雙手。

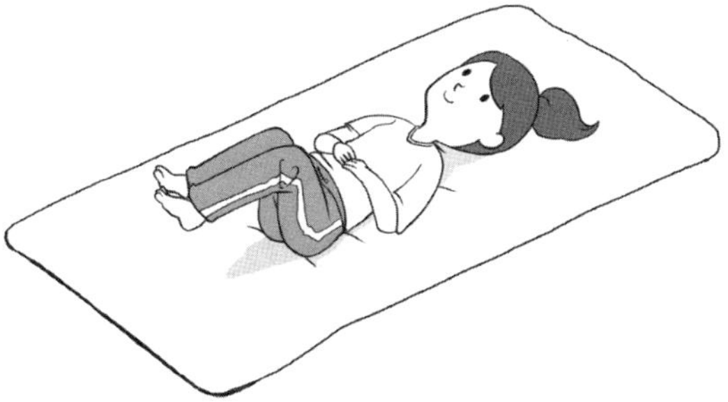

②保持①的姿勢，雙腿張開收回，反覆做 5 次。

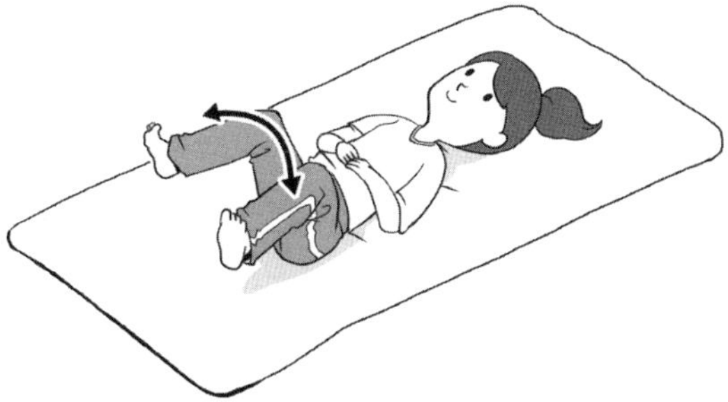

步驟 4

和步驟 3 一樣，雙手放在肚臍的位置。保持這個姿勢，兩腳伸直，兩腳上下交叉。這個運動全部反覆做 5 次。

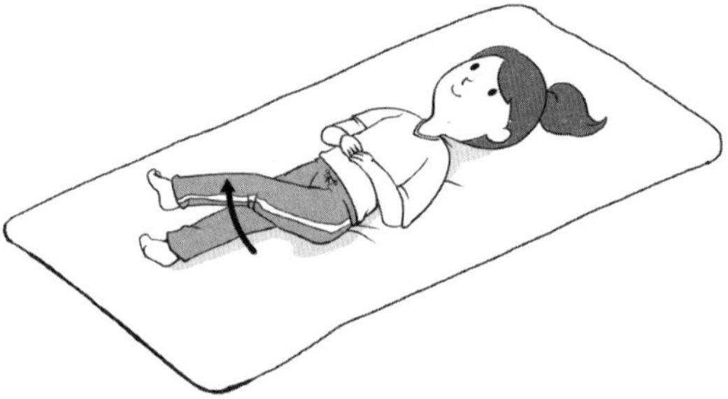

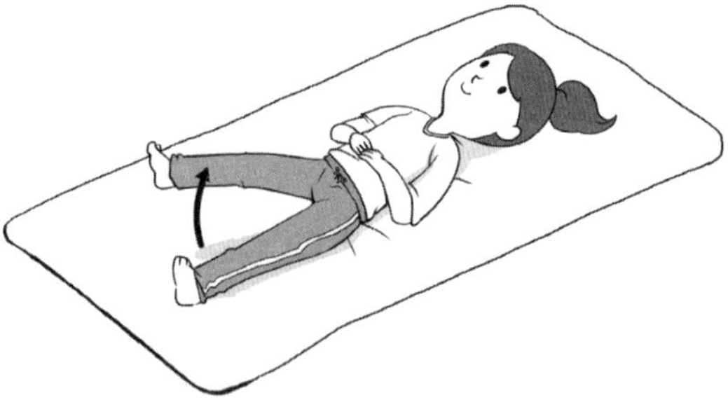

步驟 5

頭稍微抬高，雙腳雙手同時動起來。腳像騎自行車那樣地晃動，雙手則像跳阿波舞一樣轉動。

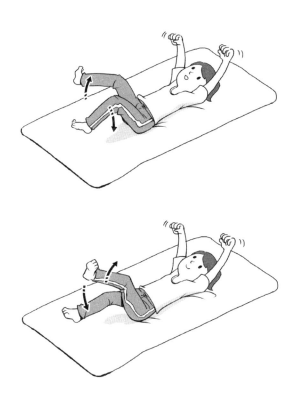

〈後 記〉

自許為「早期發現、早期治療」的醫院

周東寬

我從中學開始就很關注健康話題，並且經常喋喋不休地提醒周遭的人，譬如說：鹽少一點、油也少一點比較好、動物性脂肪對身體不好、隔夜剩菜最好不要吃、掉到地板上的東西容易沾上灰塵或黴菌所以不要吃下肚……等等。對我而言，我覺得是在為別人的健康著想而說出的內心話，但卻常遭母親遏止，而且還被冠上「衛生課長」的名號，當時真是覺得很洩氣。

後來在醫學院念書時，選擇預防醫學作為我的專攻，為此進入昭和大學的臨床醫學研究會，並且還進了人體的穴道研究所專攻東洋經絡。當時我也創辦飲食醫學研究所，和醫學院的同學們一同研究餐飲和健康的關聯性。

取得醫師資格後，我先在大學門診服務，之後離開大學醫院，自行開業替病人看診，因此有更多的機會接觸病者。看到病患我經常想：「他們應該要過著健康的生活才對，為何生病了呢？」因為難以理解，所以我不斷的思考，身為一位醫師，到底該如何來處理這樣的問題才好？

後來，我發覺預防醫學對這些病人來說是很重要的。沒有什麼比「早期發現、早期治療」更好的治療方法，因此「早期發現、早期治療」可說是預防醫學最重要的一環。

為了「早期發現、早期治療」，同時為了減少「胰臟癌」的發生，

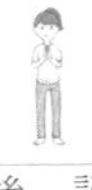

我在一九九八年籌資十六億日圓建蓋醫院，於二〇〇三年終於設置完成「南越谷健身會醫院」。

對我而言，醫療的最高指標應該達到「藝術醫療」的階段，因此對財務的負擔，獲利或不獲利等問題幾乎都置身度外，只要認為對患者的檢查有必要，我就會導入最先進的機器設備，確確實實地以能達成最頂尖的醫療為目標，為的就是要讓大家都有健康幸福的人生。

「我從沒想過自己會這麼長壽。」

「我現在想想，能單純又直接地接受醫生您的建議治療，真是太棒了！」

「住家附近的年輕人都說我看起來很年輕，常問我：『您多大歲數了啊？』，當我回答：『九〇多歲了』，大家都嚇一跳。」

「總之，聽從醫生的話就沒錯。」

「我想一旦有什麼狀況，先找醫生商量就對了！」

以上是多位超過九十歲並且精神飽滿過著每一天的「健康高齡者」們常對我說的話，每每聽到總讓我感到相當高興，但在此同時，我也發現這些「健康高齡者」，常因友人或周遭鄰近的同年齡的人相繼往生，而孩子們或孫子們又都有自己的事情在忙，無法經常看照，所以變得很寂寞。

因此我自許多年前就開始定期舉辦「健康祭」，不僅是為了促進大眾身體健康，也希望能為高齡者，創造一個能與同年齡層夥伴交流的愉快環境。我認為在醫療的任務中，這些都是有必要的，也希望讀者們能了解這些做法的重要性。

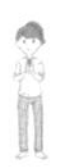

流體太極

長壽又健康的真髓：身•心•靈•魂 調和

作　　者：謝長廷、周東寬
譯　　者：鄧淑晶
插　　畫：蔡靜玫
圖文整合：洪祥閔

特約編輯：黃麗煌
責任編輯：何　喬、謝宜芸
編輯顧問：洪美華
行　　銷：莊佩璇、黃麗珍

國家圖書館出版品預行編目資料

流體太極：長壽又健康的真髓：身•心•靈•魂 調和／謝長廷、周東寬著；鄧淑晶譯 -- 初版 . -- 臺北市：幸福綠光 , 2019.5
面；　公分
譯自：健康の真髄——長寿社会を生き抜く智恵：すべては「身・心・霊・魂」を磨くことにある
ISBN　978-986-96937-9-0 (平裝)
1. 健康法 2. 生活指導
411.1　　　107022561

出　　版：幸福綠光股份有限公司／新自然主義
地　　址：台北市杭州南路一段 63 號 9 樓
電　　話：(02)23925338
傳　　真：(02)23925380
網　　址：www.thirdnature.com.tw
E-mail：reader@thirdnature.com.tw
印　　製：中原造像股份有限公司
初　　版：2019 年 5 月
郵撥帳號：50130123 幸福綠光股份有限公司
定　　價：新台幣 320 元（平裝）

ISBN 978-986-96937-9-0

總經銷：聯合發行股份有限公司
新北市新店區寶橋路 235 巷 6 弄 6 號 2 樓
電話：(02)29178022　傳真：(02)29156275

BOOK

新自然主義

BOOK

新自然主義